BRENNESSEL

Heilpflanze und mehr

Von Heidelore Kluge

Unter Mitarbeit von Dr. med. Volker Schmiedel

HAUG

Karl F. Haug Verlag · Heidelberg

Die Deutsche Bibliothek - CIP-Einheitsaufnahme

Kluge, Heidelore:
Brennessel : Heilpflanze und mehr / von Heidelore Kluge.
Unter Mitarb. von Volker Schmiedel. - Heidelberg : Haug, 1999
ISBN 3-7760-1751-1

Die Ratschläge und Empfehlungen dieses Buches wurden von Autorin und Verlag nach bestem Wissen und Gewissen erarbeitet und sorgfältig geprüft. Dennoch kann eine Garantie nicht übernommen werden. Eine Haftung des Autors, des Verlages oder seiner Beauftragten für Personen-, Sach- oder Vermögensschäden ist ausgeschlossen.

Sofern in diesem Buch eingetragene Warenzeichen, Handelsnamen und Gebrauchsnamen verwendet werden, auch wenn diese nicht als solche gekennzeichnet sind, gelten die entsprechenden Schutzbestimmungen.

ISBN 3-7760-1751-1

Lektorat: Dr. Elvira Weißmann-Orzlowski
Umschlagfoto: WSP DESIGN, 69120 Heidelberg
Umschlaggestaltung: WSP DESIGN, 69120 Heidelberg
Bearbeitung und Satz: IPa, 71665 Vaihingen Enz
Druck und Vearbeitung: Röck GmbH, 71189 Weinsberg

Kluge

Brennessel

Inhalt

Vorwort

Dr. med. Volker Schmiedel

Bücher aus dem Bereich der Pflanzenheilkunde existieren mittlerweile zahlreich auf dem Markt - auch und gerade für die Selbstanwendung. Bücher über einzelne Pflanzen gibt es schon weniger. Als ich davon hörte, daß jemand ein Buch allein über die Brennessel schreibt, war ich zunächst einmal erstaunt und konnte mir kaum vorstellen, daß es hierzu genügend interessantes Material geben könnte, um ein Buch zu füllen. Doch als ich das Manuskript dieses Buches zur Durchsicht erhielt, mußte ich mich eines Besseren belehren lassen.

Aus der Ernährung waren mir Brennesselsuppe oder -salat bereits bekannt, wenn ich auch noch nicht in den Genuß derselben gelangt war. Der Mineralreichtum der Brennessel - insbesondere an Kalium und Eisen - ist seit langem bekannt, außerdem der hohe Gehalt an siliziumreicher Kieselsäure, welche für die Festigkeit der Stengel verantwortlich und beim Menschen wichtig für das Bindegewebe, die Haut und die Hautanhangsgebilde (z. B. Haare, Nägel) ist.

Aus der Kosmetik kannte ich immerhin ein Brennesselshampoo. Um so interessanter fand ich die anderen kosmetischen Hinweise mit der Angabe von genauen Rezepturen. Brennesseljauche habe ich hingegen schon selbst hergestellt und meinen Garten mit gutem Erfolg damit behandelt. Von der Brennessel in der Mythologie, der Literatur oder gar der Erotik wußte ich bislang jedoch noch fast nichts. Die vielfältigen Verflechtungen zwischen dem Leben des Menschen und der Brennessel haben mir daher viele neue Erkenntnisse und Einsichten gebracht.

Mein persönlich größtes Interesse galt natürlich der Brennessel in der medizinischen Therapie. In einer kleinen Internet-Analyse habe ich die medizinische Datenbank „medline“ nach wissenschaftlichen Beiträgen zur Brennessel durchforstet. Ich war sehr erstaunt, daß in dieser Datenbank, die ausschließlich Artikel von seriösen und anerkannten wissenschaftlichen Zeitschriften enthält, immerhin mehr als 70 Artikel unter dem Stichwort „Brennessel“ zu finden waren.

Die meisten Untersuchungen gibt es zu den Gebieten Prostatahyperplasie (gutartige Vergrößerung der Prostata) und den entzündlichen Gelenker-

krankungen. Für die Prostatahyperplasie liegen mittlerweile durch kontrollierte klinische Studien fundierte Erkenntnisse über die Wirksamkeit der Brennessel vor. Bei entzündlichen Gelenkerkrankungen gibt es zwar noch keine sauberen Studien, die die Wirksamkeit eindeutig bestätigen, jedoch weisen zahlreiche Anwendungsbeobachtungen sowie „Reagenzglasuntersuchungen" auf einen möglichen Nutzen bei diesen Erkrankungen hin. Für die vielen anderen Indikationen existieren noch keine wissenschaftlich verwertbaren Beweise, hier bewegen wir uns mehr im Bereich der Erfahrungs- und Volksmedizin. Dies sollte uns aber nicht davon abhalten, die eine oder andere Rezeptur einmal auszuprobieren und eigene Erfahrungen damit zu sammeln. Wenn der Nutzen etwa einer „Entschlackungskur" im Frühjahr mit Brennesseltee oder -saft auch nicht im strengen wissenschaftlichen Sinne belegt ist, so sollte doch das gute Wohlbefinden von Menschen, die eine solche Kur durchführen, nicht unterschätzt werden.
Die vielen praktischen und konkreten Anweisungen und Rezepturen machen dieses Buch für den Leser so wertvoll. Egal ob es sich um die Herstellung einer Haarpflege auf Brennesselbasis oder um eines der zahlreichen Kochrezepte handelt – stets hat man den Eindruck, daß auch der Unerfahrene das Gelesene sofort in die praktische Anwendung umsetzen kann. Hierzu trägt in besonderem Maße auch die flüssige, leicht verständliche Diktion bei, mit der dieses Buch verfaßt wurde. Ausführliche Produkt- und Literaturhinweise runden das Ganze zusätzlich ab. Sowohl der an Heilpflanzen interessierte Laie als auch der professionelle Therapeut wird dieses Buch sicher mit Gewinn lesen. Wenn Sie einzelne Kapitel durchschmökern oder sich systematisch von vorne bis hinten durcharbeiten, so werden Sie hoffentlich nicht nur mit Erkenntnisgewinn, sondern auch mit derselben Freude lesen, die ich dabei empfand. Als Leser kann man sich kaum der Empathie entziehen, die die Autorin der Brennessel entgegenbringt. Sie nähert sich diesem stacheligen Ackerrainbewohner unter botanischen, wissenschaftlichen, mythologischen, künstlerischen und vielen weiteren Aspekten – vor allem aber mit einer geradezu liebevollen Zärtlichkeit. Nach der Lektüre dieses Buches muß man den „brennenden Gesellen"nicht unbedingt in gleicher Weise gern haben, aber eine vorher vielleicht negative Einstellung zum „Unkraut" Brennessel wird sich mit großer Sicherheit ins Gegenteil verkehren.

Meine brennende Liebe

(Eine Liebeserklärung)

Seit ich denken kann, hat die Brennessel mein Leben treu begleitet. Wer sie in meiner Gegenwart als Unkraut bezeichnet, muß sich deshalb auf eine leidenschaftliche Verteidigung gefaßt machen. Zunächst einmal, weil es keine „Un"-kräuter gibt. Alle Wildpflanzen haben ihren Sinn im biologischen Gefüge unserer Welt! Darüber hinaus stellen sie ein riesiges, noch kaum systematisch untersuchtes und genutztes Potential an Heil- und Nahrungsstoffen dar, das zu kostbar ist, als daß es durch „chemische Keulen" vernichtet werden dürfte. Überdies gehört der Brennessel meine ganz besondere Liebe. Zugegeben, selbst als Wildpflanze äußert sie ihre Zuneigung mitunter auf eine recht heftige Weise – wie jeder weiß, der einmal in die Nesseln geraten ist. Aber das ist eben ihre rauhe Schale, hinter der sie Eigenschaften versteckt, die ich nicht anders benennen kann als liebevolle Fürsorge für Mensch, Tier und Boden.

Die Nachkriegszeit in einem winzigen niedersächsischen Dorf stellte meine Mutter tagtäglich vor das schwierige Problem, ihre Familie satt zu bekommen und sie überdies mit den lebenswichtigen Vitaminen zu versorgen. Brennesseln gab es reichlich, und es gab sie umsonst. So gehören diese Pflanzen als Suppe, als Salat und Spinat zu meinen frühesten kulinarischen Erinnerungen. Zwar verbrannte ich mir beim Pflücken ständig Arme und Beine, aber ich vertraute fest auf das Versprechen meiner Mutter, daß ich dadurch später nicht unter Rheumatismus leiden würde. Eine weitere Kindheitserinnerung sind die Märchen „Jungfrau Maleen" und vor allem „Die wilden Schwäne" von Hans Christian Andersen. Wie bedauerte ich die arme Elise, die mit ihren zarten Fingern an den Brennesselhemden arbeiten mußte! Daß Nesselstoff früher tatsächlich aus Brennesselfasern hergestellt wurde, lernte ich erst Jahre später in der Schule.

Als ich dann in der Stadt lebte, verlor ich leider für einige Zeit den direkten Kontakt zur frischen Brennesselpflanze. In Form von Tee gehörte das getrocknete Kraut aber immer noch zu meinem Leben – vor allem, weil ich entdeckte, daß die Eisenkräfte dieser dem Mars zugeordneten Pflanze tatsächlich energie- und willensstärkend wirken. Als ich damit begann, meine Kosmetika selbst herzustellen, begegnete ich einem neuen Aspekt der Nessel und fand heraus, daß sie auch pflegende und verschönernde Wirkungen hat.

Meine nächste Lebensstation war ein Bauernhof mit vielen Tieren und, endlich wieder, auch mit vielen Brennesseln. Ich lernte, wie wichtig die Brennessel - in Form von Jauche oder Mulch - für die Gesundheit eines Gartens ist. Außerdem konnte ich das gute Gedeihen meiner Gänse- und Entenküken beobachten, die mit Begeisterung Brennesselfutter verspeisten.
Eine der wichtigsten Erfahrungen mit der Brennessel machte ich, als mein Sohn an einer schweren Neurodermitis erkrankte. Ich verabreichte ihm, zusätzlich zu den verordneten homöopathischen Medikamenten, über Wochen täglich mindestens einen Liter Brennesseltee. Diese Kur wirkte sich so günstig auf seinen ganzen Organismus aus, daß die erschreckenden Hauterscheinungen in kürzester Zeit abklangen. Selbst der behandelnde Arzt konnte dieses Ergebnis nur auf die Mitwirkung der Brennessel zurückführen.
Heute lebe ich wieder auf dem Land, und das Haus ist von einem verwilderten Garten umgeben, der von unseren Freunden nachsichtig und wohlwollend „das Biotop“ genannt wird. Hier entdeckte ich, warum bei uns sehr viel mehr Schmetterlingsarten zu finden sind als bei den meisten Nachbarn: Es liegt an den Brennesseln, die hier ungestört wuchern dürfen. Nun - nicht ganz ungestört, denn inzwischen habe ich die kulinarischen Möglichkeiten dieser Pflanze wiederentdeckt. Die erste Brennesselsuppe im Frühjahr ist ein Fest für uns alle, und immer wieder freue ich mich über die Begeisterung skeptischer Gäste, die sich vorher nicht vorstellen können, daß diese wirklich eine exquisite Delikatesse ist. Inzwischen sammle ich immer neue Rezepte und bin jedes Mal wieder überrascht, welche Möglichkeiten die Brennessel für einen abwechslungsreichen und gesunden Küchenzettel bietet.
Hat meine kleine Liebeserklärung Sie neugierig gemacht? Dann folgen Sie in diesem Buch den Spuren der Brennessel durch die Kulturgeschichte, Naturmedizin, Kosmetik und Kochkunst bis hin zur Tier- und Gartenpflege. Danach werden Sie sicherlich nie wieder über das vermeintliche „Unkraut“ schimpfen, sondern die Brennessel freudig willkommen heißen und alle in ihr enthaltenen Möglichkeiten nutzen!

Geschichte und Geschichten rund um die Brennessel

Die Brennessel erhielt im Volksmund viele Namen, die häufig eng mit den damit verbundenen Bräuchen verbunden sind:

- Donnernessel, weil sie dem germanischen Donnergott Thor geweiht war;
- Eselkraut, weil Esel (und Pferde) sie ohne Probleme in frischem Zustand fressen können;
- Gänsewurzel, weil Gänse- (und Enten-)küken bei einer Aufzucht mit Brennesseln besonders gut gedeihen;
- Hanfnessel, weil aus ihren Fasern Textilien hergestellt wurden;
- Saunessel, weil auch Schweine die frische Nessel nicht verschmähen.

Brennessel und Zauberkraft

In vielen ländlichen Gegenden wurde noch bis in unser Jahrhundert die Brennessel als „Blitzableiter“ angesehen – möglicherweise, weil sie selbst eine „brennende“ Pflanze ist. Die Zigeuner in Serbien gruben vor dem Bau neuer Hütten Brennesseln in den Boden ein und warfen zu Pfingsten einen Neunkräuterkranz, der immer auch die Brennessel enthalten mußte, über das Dach, um Blitze abzulenken. In Tirol wurden aus demselben Grund während eines Gewitters Brennesseln ins Feuer geworfen. In anderen Gegenden werden am Gründonnerstag Brennesseln gesammelt, die auf dem Dachboden aufgehängt werden.

Aber auch als Zauber gegen Hexen sollte die Brennessel wirken. Diese wurden in Büscheln getrocknet und über Türen und Fenstern kreuzweise befestigt. Vor allem wurden die Nesseln natürlich im Stall aufgehängt, um das wertvolle Vieh vor dem Verhexen zu schützen. Manchmal wurden die Nesseln auch in den Misthaufen gesteckt und mit einem Stock geschlagen – man glaubte nämlich, daß die Hexe diese Schläge spüren könne und dann von ihrem Treiben ablassen würde. War das Vieh bereits erkrankt, versuchte man, die Krankheit auf die Brennessel abzuleiten: Eine Nessel wurde mit einem Stein breitgeschlagen, dann bestrich man damit das ganze Tier dreimal im Namen Gottes und warf sich die Nessel über die Schulter.

Ähnlich verfuhr man, damit die Milch nicht durch Hexenwerk und Zauberei sauer wurde. Dabei schlug man die Milch mit Nesseln und hoffte, so trotz allem gute Butter zu erhalten. Als Vorsorge wurde mancherorts am Weihnachtstag eine Brennessel in eine Schale Milch gelegt. Die entstandene Brühe wurde dann am 6. Januar, dem Dreikönigstag, auf den Misthaufen geschüttet. Ähnliche Praktiken wurden auch beim Bierbrauen angewandt.

Die Rolle der Brennessel in der Erotik

Auch als Liebeszauber spielte die Brennessel eine bedeutsame Rolle. Bei den Germanen war die Brennessel Donar geweiht, der nicht nur der Donnergott war, sondern auch über Zeugung und Fruchtbarkeit wachte. An bestimmten Festtagen wurde deshalb ein Brennesselgericht gegessen – zu Ehren des Gottes und zur Steigerung von Potenz und Fruchtbarkeit.
Diese Zuordnung der Brennessel zur Liebe – vor allem, wenn sie nicht erwidert wurde – erhielt sich im Volksbrauchtum:

- Ein verliebter Jüngling sollte seiner Angebeteten Brennesselsamen ins Haar streuen – dies sei ein unfehlbarer Weg, ihre Neigung zu gewinnen.
- Wurde ein Mädchen von ihrem Auserwählten verschmäht, kochte sie einen Absud aus Brennesselsamen und besprengte damit seine Türschwelle.

Blumensprache

In der „Blumensprache" vergangener Jahrhunderte war in jeder Pflanze eine Botschaft für Liebende verborgen. Ein Blumenstrauß war also immer eine Art Brief, den nur jemand, der dieser Geheimsprache mächtig war, entziffern konnte. Eine Brennessel im Strauß bedeutete: „Sengende Nesseln trägt, wer heiß brennende Liebe in seinem Herzen fühlt."

Auch zur Jungfräulichkeit eines Mädchens wurde die Brennessel in Beziehung gesetzt. Um ihre Unberührtheit festzustellen, ließ man sie über eine Brennessel harnen. Verdorrte die Nessel, war das Mädchen keine Jungfrau mehr. Aus diesem Grund wurde in England noch bis ins letzte Jahrhundert Mädchen, die man der Unkeuschheit verdächtigte, von den Dorfburschen nachts ein Brennesselbusch an die Haustür genagelt, damit ihre Schande öffentlich gemacht wurde.

Aber nicht nur der Volksglaube hielt große Stücke auf die Brennessel als Liebeszauber. Auch namhafte Autoren, vor allem der Antike, glaubten an die potenzsteigernde Kraft der Nessel.

- Der römische Dichter Ovid (43 v.Chr.-17 n.Chr.) gibt in seinem berühmten Buch „Ars Amandi" („Liebeskunst") das Rezept für einen Liebestrank an, dessen wesentlicher Bestandteil Brennesselsamen sind.
- Der römische Schriftsteller Gaius Petronius (er starb 66 n.Chr.), ein großer Genießer, glaubte, daß die Potenz durch die Brennessel gesteigert würde, wenn man damit die Stelle unter dem Nabel, die Lenden und das Gesäß mit leichten Schlägen bearbeitete.
- Der französische Schriftsteller Francois Rabelais (1494-1553) empfahl das Auspeitschen mit Brennesseln zur Behandlung frigider Frauen.

Die Brennessel in Literatur und Kunst

In diesem Zusammenhang begegnet uns die Brennessel wahrscheinlich zunächst im Märchen. Da ist als erstes das Grimmsche Märchen von der „Jungfrau Maleen", einer Königstochter, die den jungen Prinzen, den sie liebt, nicht zur Ehe nehmen darf - ihr Vater will sie mit einem anderen verheiraten. Als sie diese aufgezwungene Ehe ablehnt, sperrt ihr Vater sie in einen Turm, damit ihr „trotziger Sinn" gebrochen würde. Nach sieben Jahren entkommt sie und findet das Land ihres Vaters verwüstet vor. War die Kost im Turm schon kärglich gewesen, muß sich Jungfrau Maleen nun von dem ernähren, was sie findet - nicht zuletzt von Brennesseln. Nach langen Irrfahrten gelangt sie als Küchenmädchen an den Hof ihres Liebsten, der gerade mit einer anderen, ungeliebten und häßlichen Prinzessin verheiratet werden soll. Aus Aberglauben schickt diese Maleen als Stellvertreterin an der Seite des Prinzen in die Kirche. Unterwegs sieht Maleen einen Brennesselbusch, der sie an ihre Leiden erinnert. Gedankenvoll spricht sie:

„Brennettelbusch,
Brennettelbusch so klene,
Wat steist du hier allene?
Ik hef de Tyt geweten,
Da hef ik dy ungesaden,
Ungebraten eten."

(Ich kann mich an die Zeit erinnern, wo ich dich ungekocht und ungebraten gegessen habe.)

Diese Sätze machen den Prinzen stutzig. Er erkennt in Maleen seine „rechte Braut" und alles findet, ein gutes Ende – dank der Brennessel.
Ein bekannteres Märchen – das allerdings nicht zu den Volks-, sondern den Kunstmärchen und somit schon in die etablierte Literatur gehört, stammt von Hans Christian Andersen: „Die wilden Schwäne". Hier wird auf die Brennessel als Textilfaser eingegangen, die allerdings immer noch die Zauberkraft ihrer Ursprungspflanze enthält: Ein König hat elf Söhne und eine Tochter – Elise. Da er Witwer ist, nimmt er sich eine zweite Frau, die sich allerdings als böse Stiefmutter entpuppt. Die kleine Elise wird zu einer Bauersfamilie gegeben, die elf Prinzen verzaubert sie in wilde Schwäne. Davon allerdings weiß Elise jedoch nichts, als sie sich viele Jahre später auf den Weg macht, um ihre Brüder zu suchen. Nach langen Wanderungen beobachtet sie elf Schwäne, die sich nach Sonnenuntergang in elf schöne Prinzen verwandeln – sie hat ihre Brüder wiedergefunden! Das Glück ist groß, aber die Prinzen müssen bei Sonnenaufgang wieder zu Schwänen werden. Nur einmal im Jahr dürfen sie für elf Tage in ihre Heimat zurückkehren. Sie nehmen ihre Schwester mit sich in die nördlichen Länder, in denen sie sich während der restlichen Zeit aufhalten müssen. In der ersten Nacht hat Elise einen Traum, in dem eine Fee ihr verrät, wie sie ihre Brüder aus ihrer Verzauberung befreien kann: „Deine Brüder können erlöst werden!" sprach sie. „Hast du aber auch Mut und Ausdauer? Wohl ist das Meer weicher als deine feinen Hände und formt doch die harten Steine, aber es fühlt nicht den Schmerz, den deine Finger fühlen werden. Siehst du diese Brennessel, die ich in meiner Hand halte? Von derselben Gattung wachsen viele um diese Höhle, in welcher du schläfst. Nur diese und solche, welche aus den Gräbern des Friedhofs hervorsprießen, kannst du gebrauchen. Merke das! Diese mußt du pflücken, wenn sie deine Hand auch voll Blasen brennen werden. Brichst du nun die Nesseln mit deinen Füßen, so erhältst du Flachs, aus dem du elf Panzerhemden mit langen Ärmeln flechten und binden mußt. Wirf diese über die elf Schwäne, so ist der Zauber gelöst."
Noch ein wichtiges Gebot teilt die Fee Elise mit: während sie an den Nesselhemden arbeitet, darf sie nicht sprechen! Sie beginnt sofort mit ihrer Arbeit. Aber kaum hat Elise das erste Nesselhemd beendet, erscheint der König des Landes, der auf der Jagd ist, sieht das schöne Mädchen und verliebt sich in sie. Er nimmt sie mit sich und erwählt sie zu seiner Braut, obwohl sie nicht zu ihm spricht. Zwar liebt sie den König, würde aber durch ein einzi-

ges Wort die Erlösung ihrer Brüder in Frage stellen. Die Fee hatte ihr im Traum verraten, daß auch auf Friedhöfen die dringend benötigten Nesseln wachsen. Also schleicht sie sich nachts dorthin, wird dabei aber vom Erzbischof entdeckt. Dieser hält sie wegen ihrer nächtlichen Friedhofsbesuche für eine Hexe und teilt seine Befürchtungen dem König mit, und so wird sie schließlich wegen Hexerei zum Tod auf dem Scheiterhaufen verurteilt. Selbst auf ihrem Todeswege unterbricht sie die begonnene Arbeit nicht. Als sie zur Richtstätte kommt, erscheinen die elf Schwäne und Elise wirft ihnen die Nesselhemden über, kurz bevor sie dem Scheiterhaufen überantwortet werden soll – „...und plötzlich standen elf stattliche Prinzen da, aber der jüngste hatte anstatt des einen Armes einen Schwanenflügel, denn seinem Panzerhemd fehlte ein Ärmel, den sie noch nicht vollendet hatte.“ Nun endlich kann Elise sprechen, und die Prinzen bestätigen ihre Geschichte. Für das Volk ist das Wunder der Erlösung wichtiger als die Verbrennung der vermeintlichen Hexe, und der reuige König zieht seine schöne Frau an sein Herz. In diesem wunderschönen Kunstmärchen hat Hans Christian Andersen der Brennessel ein würdiges Denkmal gesetzt, indem er all ihre Facetten in einem literarischen Werk vereinigt. Andersen war nicht der einzige Autor, der sich der Brennessel annahm. Es gibt Gedichte verschiedener deutscher Autoren, die auch nicht unberührt an dieser bemerkenswerten Pflanze vorübergingen.

Tip:
Probieren Sie es selbst aus: Wenn Sie eine Brennessel zaghaft berühren, müssen Sie mit den „brennenden“ Folgen rechnen. Fest angefaßt – das gilt auch für die Ernte – hat die Nessel keine Gelegenheit mehr, ihr Gift abzugeben!

Der Dichter Friedrich Rückert (1788–1866), bekannt durch viele liebenswerte Kindergedichte, widmete der Brennessel ein kleines Scherzgedicht:

„Wenn ihr an Nesseln streifet,
So brennen sie;
Doch wenn ihr fest sie greifet,
Sie brennen nie.
So zwingt ihr Feinen
Auch die Gemeinen
Naturen nie.
Doch preßt ihr wacker
Wie Nußaufknacker,
So zwingt ihr sie.“

Der Arzt Heinrich Hoffmann (1809-1894) wurde durch seinen „Struwelpeter“ berühmt. Er verfaßte das folgende Gedicht zu Ehren der Brennesseln:

„Zu ihnen nur brauchst du dich hinzubücken,
die Sprossen für des Leibes Wohl zu pflücken,
als Saft, Gemüse oder Tee sie zu genießen.
Das, was umsonst gedeiht im Wald, auf Pfad und Wiesen,
selbst in noch dürft'ger Großstadt nahe dir am Wegesrande -
nimm's hin, was rein und unverfälscht die gütige Natur
dir heilsam liebend schenkt, auf ihrer Segensspur!“

Johannes Trojan (1837-1915) war Schriftsteller und Journalist und bekannt durch seine Satiren. Er schrieb die folgenden Verse über die Brennessel:

„Als unerträglich muß sie gelten,
Aber mit Ruhe nimmt sie's hin.
Sie hat davon einen Gewinn:
Ob man sie tadeln mag oder schelten,
Feindsel'ge Hand berührt sie selten.“

Der Maler und Grafiker Albrecht Dürer (1471-1528) schuf eines der anrührendsten religiösen Bildnisse, auf dem die Brennessel eine zentrale Rolle spielt: Ein Engel trägt die Brennessel zum Throne Gottes empor. Ein Bild, das nicht nur symbolischen Charakter hat, sondern auch das tiefe Naturverständnis Dürers widerspiegelt.

Nesselstoff –
Ein wichtiger wirtschaftlicher Faktor

Wenn wir heute Nesselstoff im Geschäft kaufen - beispielsweise für Vorhänge, Bettbezüge o.ä. - erhalten wir ein aus ungebleichter Baumwolle hergestelltes Gewebe. Nur der Name erinnert noch daran, daß diese Stoffe in früheren Zeiten aus Brennesseln hergestellt wurden - genauso, wie es in Andersens Märchen von den „Wilden Schwänen“ beschrieben wird. Noch bis ins 18. Jahrhundert gewann man die Fasern dazu aus der Großen Brennnessel. Diese Fasern werden bis zu 7 cm lang und erreichen damit die gleiche Länge wie Flachs (Lein) und lassen sich gut verspinnen. Aus den Garnen stellte man - vor allem in Frankreich und in den Niederlanden - das Nesseltuch her. Aber auch Schiffstaue wurden aus Nesselfasern gefertigt, weil diese besonders fest und zäh waren.

Wildwachsende Brennesseln enthalten nur einen geringen Faseranteil – etwa 3–5%, sind also ungeeignet für die maschinelle Weiterverarbeitung. Durch systematische Züchtung konnte der Fasergehalt auf 15% gesteigert werden. Dadurch wurde ein Ertrag von etwa 800 kg pro Hektar möglich. Die Stengel dieser Züchtungen wurden bis zu 2,5 m hoch und konnten etwa acht Jahre hintereinander genutzt werden. Durch Rösten, Schwingen und Hecheln oder aber durch das Kochen in alkalischen Laugen entsteht eine weiche, geschmeidige Faser, die seidig glänzt.

Noch lange nach Einführung der Baumwolle wurden in Europa Nesseln zu Garnen und Geweben verarbeitet. So gab es in Leipzig bis 1723 eine Nesselmanufaktur. Im Ersten Weltkrieg ließ die Rohstoffknappheit aufgrund ausbleibender Baumwollimporte das Interesse an der Brennessel als Faserlieferant noch einmal aufleben.

Die Brennessel als Färbepflanze

Mit der Brennessel können Sie Wolle und Seide selbst färben. Die Fasern erhalten dadurch eine wunderschöne Grünfärbung. Wichtig ist es, daß Sie die

Nesselblatt

> Bis heute findet sich das Nesselblatt neben den beiden Löwen als Bestandteil des Schleswig-Holsteinischen Landeswappens – ein Zeichen dafür, wie wichtig die Nesselindustrie in früheren Jahrhunderten war.

Gefäße und Werkzeuge, mit denen Sie gefärbt haben, nicht mehr für Küchenzwecke verwenden!

Für 500 g Wolle benötigen Sie:

1 kg frische Brennesseln
50 g Kupfersulfat (in der Apotheke oder Drogerie erhältlich)
1 Handvoll Seifenflocken.

Und so wird es gemacht:

- Die Brennesseln mitsamt den Stielen zerkleinern, mit Wasser übergießen und 12 Stunden weichen lassen. Dann 1 Stunde leicht köcheln lassen. Nach dem Abkühlen durch ein Tuch absieben, dabei die Pflanzenrückstände gut auspressen.

- Das Kupfersulfat in 1 l heißem Wasser auflösen. In einen emaillierten Kochtopf (Fassungsvermögen 15–20 l) geben und mit lauwarmem Wasser auffüllen. Die vorher in lauwarmem Wasser eingeweichte Wolle hineinlegen. 1 Stunde köcheln lassen, dann die Wolle herausnehmen und abkühlen lassen. (Kupfersulfat wirkt als Beizmittel, das die Wolle auf den Färbeprozeß vorbereitet.)
- Die Wolle nun in den Brennesselsud legen, wieder 1 Stunde köcheln lassen. Nach dem Auskühlen wird die Wolle lauwarm gewaschen, gut ausgespült und getrocknet.

Ein Ausflug in die Botanik

Ist es nötig, das Aussehen der Brennessel zu beschreiben? Im Grunde kennt sie wohl jeder - und sei es nur durch die unliebsame Bekanntschaft mit ihren Brennhaaren. Verwechslungsmöglichkeiten könnten mit der Taubnessel bestehen. Diese gehört allerdings nicht zu den Nesselgewächsen, sondern zu den Lippenblütlern - was schon an ihren im Vergleich zur „richtigen" Brennessel auffälligen, weißen Blüten erkennbar ist. Auch die kleine Eiternessel ist nicht die Pflanze, von der hier die Rede ist. Sie ist zwar auch eine Nessel und brennt noch viel gemeiner als die große Brennessel, aber sie wird nur 10–15 cm hoch (deshalb macht man mit ihr auch leicht Bekanntschaft, wenn man nach den Wurzeln der großen Brennessel gräbt!) und läßt sich insofern gut unterscheiden. Außerdem ist sie eine einjährige Pflanze, während die große Nessel mehrjährig ist. Zur Sicherheit sollen im folgenden aber dennoch die charakteristischen Merkmale der kleinen Brennessel genannt werden.

Kleine Brennessel

Die kleine Brennessel (Urtica urens) ist einjährig, d.h. sie kann sich nur über ihre Samen fortpflanzen. Ihre Blüten sind einhäusig, d.h. männliche und weibliche Blüten finden sich gemeinsam auf einer Pflanze. Im Gegensatz zur großen Brennessel hat sie eine Pfahlwurzel. Sie kann mitunter eine Höhe von 50 cm erreichen, wird meistens aber kaum größer als 10 oder 20 cm.

Beschreibung der Brennessel

Der botanische Name der großen Brennessel ist Urtica dioica. „Dioica" ist das lateinische Wort für zweihäusig: die unscheinbaren grünen Blütentrauben, die von Mai bis Oktober blühen, sind entweder nur männlichen oder weiblichen Geschlechts. Die Brennessel hat einen ausdauernden (perennierenden) Wurzelstock, dem ein vierkantiger Stengel entspringt, der 1 m und höher werden kann. Dieser ist ebenso wie die länglich zugespitzten, mit gesägtem Rand versehenen Blätter von Brennhaaren besetzt. Je höher die Blätter an der Pflanze stehen, desto tiefer sind sie am Rande eingesägt. Die Blätter erscheinen nicht frischgrün oder glänzend, sondern matt graugrün. Dieser Farbeindruck entsteht durch mikroskopisch kleine Borstenhaare, die die Oberfläche der Pflanze bedecken, mit dem „Brennen" aber nichts zu tun haben. Dazu dient eine zweite Sorte von Haaren, die weniger dicht stehen und die man sogar mit bloßem Auge erkennen kann.

In den Blattachseln entspringen kurze, mit einer Blattknospe abschließende Laubsprossen, die als Seitenzweige zwei Paar Blütenähren tragen. Diese Achselsprossen gehören zu den charakteristischen Kennzeichen der großen Brennessel, denn aus ihnen können sich neue Pflanzen entwickeln – beispielsweise, wenn der Stengel durch äußere Einwirkung in die Waagerechte gebracht wird, ohne entwurzelt zu werden. Dann bilden sich aus diesen Sproßpunkten heraus neue Wurzeln.

Die gelbliche Wurzel ist stark verzweigt. Sie dient der vegetativen Vermehrung der Brennessel – deshalb können Nesseln sich im Garten auch so leicht und ausgedehnt verbreiten.

Tip:

Wer ein Brennesselbeet anlegen möchte, sollte dieses unbedingt mit einer starken Folie auslegen! Brennnesseln wird man nicht dadurch los, daß man nur die oberirdischen Teile abschneidet – alle Wurzelausläufer müssen entfernt werden, weil aus ihnen sonst immer neue Brennesselpflanzen entstehen. Die aussprießenden Jungtriebe haben eine leichte Violettfärbung.

Blüte und Samen

Die Brennessel vermehrt sich nicht nur über den Wurzelstock oder auch über die Achselschößlinge, sondern auch über die aus ihren recht unscheinbaren grünlichen Blüten entstehenden Samen.

Die Samen der Brennessel – pro Pflanze können es bis zu 30.000 sein! – werden ähnlich wie beim Springkraut als Staubwolke in die Luft geschleudert. Insektenbestäubung ist also bei ihnen nicht nötig. Aus diesem Grund entwickelt die Brennessel auch keine Lockblüten oder spezielle Duftstoffe, um Insekten anzulocken.

Die männlichen Blüten befinden sich in den Blattachseln der Pflanze, ihre rispenförmigen Blütenstände sind länger als die Blattstiele. Die Hülle der Blüten besteht aus vier hellroten Blättchen und umschließt die Staubfäden. Diese sind nach innen gebogen, so daß sie wie eine Feder gespannt sind. Wenn zur Blütezeit Sonnenstrahlen darauf treffen, öffnen sich die Blütenblätter und gleichzeitig schnellt die „Feder" hoch. Dann platzen die Staubbeutel und der Blütenpollen wird herausgeschleudert. Der Wind trägt dann die Pollen auf die pinselartig behaarten Narben der weiblichen Blüten.

Phänomen

Dieses Phänomen können Sie gut beobachten, wenn sie eine männliche Brennesselpflanze abends in ein Glas Wasser stellen, sie am Morgen herausnehmen und dann dem Sonnenlicht aussetzen. Aber auch, wenn man mit einer Nadel die Blütenblätter aufbiegt, kann man die „explodierenden" Staubbeutel beobachten.

Die Früchte der Brennessel könnte man als winzige Nüßchen bezeichnen. Sie sind flach, oval und von sandgrauer Farbe. Besonders im Herbst kann man sie leicht erkennen, denn sie bleiben noch lange an den Stengeln hängen, auch wenn die Brennesseln ihre Blätter schon verloren haben.

Die Brennhaare – Ein Wunderwerk der Natur

Es dauerte lange, ehe der Mensch die - beispielsweise für medizinische Behandlungen wichtige - Kanüle erfand: eine Hohlnadel, mit der Flüssigkeiten fein dosiert verabreicht werden können. Die Natur hatte dieses technische Meisterstück schon längst entwickelt: in Form der Brennhaare der Nessel!
Diese Härchen stecken im Oberhautgewebe der Blätter. Sie haben eine verdickte Basis und gleichen dadurch einer sehr schlanken Weinflasche. Der untere Teil ist von Pflanzengewebe bedeckt, ähnlich wie auch die menschliche Haut die Basis jedes einzelnen Haares einschließt. Dieser Teil besteht fast ausschließlich aus Zellulose und ist deshalb elastisch. In der Basis befindet sich das ätzende Nesselgift. Jedes einzelne Brennhaar ist eine farblose und nahezu durchsichtige Zelle. Sie endet in einer langen Spitze und trägt ein winziges, seitlich ansitzendes Köpfchen.
Der größte Teil des Brennhaares ist durch Einlagerung von Kalziumkarbonat (Kalk) versteift und deshalb ziemlich starr. Je weiter sich der Hohlkörper nach oben hin verjüngt, desto spröder und zerbrechlicher wird er, denn zwischen Haarspitze und Köpfchenansatz sind anstelle von Kalk kieselsaure Salze (Silikate) eingelagert, durch welche diese Region besonders hart, aber auch besonders brüchig ist.
Wenn wir eine Brennessel berühren, wird die elastische Basis des Brennhaares zusammengedrückt. Dadurch wird die Brennflüssigkeit durch die

„Kanüle" getrieben. Die abgebrochene Spitze ragt dann wie eine Injektionsnadel in die mikroskopisch kleine Wunde in unserer Haut. Das Ergebnis: Es bilden sich kleine, porzellanfarbene Bläschen, umgeben von geröteter, juckender Haut – es „brennt".

Das Nesselgift besteht aus hochwirksamen Substanzen. Neben dem Natriumsalz der Ameisensäure enthält es Acetylcholin und Histamin. Vor allem das Histamin ist eine der wichtigsten Vermittlersubstanzen der Entzündungsreaktion. Mit Entzündungen (Rötung, Erwärmung, Schwellung, Schmerz) reagiert der Körper auf jede Form von Gewebeverletzung. Histamin löst diese Symptome an der betroffenen Hautstelle aus. Wird der Stoff von außen direkt in die Haut gebracht, stellt sich dort eine sehr begrenzte, aber recht heftige Entzündung ein. Es ist interessant, daß das Schmerzempfinden nur durch die Verbindung des Histamins mit Acetylcholin entsteht – einzeln verabreicht rufen diese Stoffe keine Schmerzwirkung hervor.

Die verschiedenen Brennesselarten unterscheiden sich in ihrem Histamingehalt beträchtlich. Bei der Kleinen Brennessel (Urtica urens) ist sie beispielsweise höher als bei der Großen Brennessel (Urtica dioica). Das Brennnesselgift ist selbst in winzigsten Mengen – 1 Millionstel Gramm ist schon ausreichend! – wirksam genug, um das charakteristische Brennen hervorzurufen. (Weitere Einzelheiten finden Sie im Kapitel „Die Inhaltsstoffe der Brennessel und ihre Wirkungsweise".)

Lebensräume der Brennessel

Die Brennessel ist mit über 30 Arten weltweit in den gemäßigten Breiten zu finden. Sie gehört zur Gattung der Nesselgewächse (Urticaceae), die mit etwa 1050 Arten besonders in wärmeren Gebieten verbreitet ist. Nicht nur bei uns kennt man die heilsame Wirkung der Nessel:

- Die Samen der Häutigen Nessel (Urtica membranacea), die im südlichen Europa und im nördlichen Afrika wächst, werden in Ägypten bei Brusterkrankungen, aber auch bei ausbleibender oder zu schwacher Menstruation verwendet.
- Die öligen Früchte der Pillentragenden Nessel (Urtica pillulifera), die vorwiegend in Südeuropa und in Teilen Asiens vorkommt, fand man in früheren Jahrhunderten in den meisten Apotheken. Sie wurden als Stärkungs- und Kräftigungsmittel verwendet.

- In Brasilien wird die Breitblättrige Nessel (Urtica latifolia) als harntreibendes Mittel verordnet.
- Auf Java wächst die Stechende Nessel (Urtica stimulans). Ihre Zweige, die sehr heftige, stechende Schmerzen auslösen, werden gegen örtliche Lähmungen verwendet. Die ebenfalls auf Java beheimatete Urtica urentissima soll noch heftiger wirken.
- Auch bei anderen tropischen Nesselgewächsen, vor allem bei der australischen Laportea moroides ist der Giftstoff so stark, daß er Geschwülste und tagelanges Fieber verursachen kann. Diese Pflanzen werden in der einheimischen Medizin ebenfalls zur Behandlung von Lähmungen eingesetzt.
- In Polynesien gibt es sogar einen Brennesselbaum (Laportea gigans), der über 13 m hoch wird! Seine großen, herzförmigen Blätter verursachen ebenfalls ein lang andauerndes Brennen.

In Mitteleuropa siedelt sich die Brennessel mit Vorliebe in Gärten, an Wegrändern und auf Schutthalden an. Aber auch auf Waldlichtungen findet sie sich häufig. Bezeichnend für die Brennessel ist, daß sie dem Menschen zu folgen scheint. Fast möchte man meinen, daß sie hinter ihm „aufräumt“

Bubiköpfchen

Brennesseln auf der Fensterbank

Es gibt nicht nur nesselnde Sorten! Vielleicht steht sogar eine der beliebtesten Zimmerpflanzen auf Ihrer Fensterbank – das „Bubiköpfchen" (Soleirolia soleirolii, Helxine soleirolii). Dieses Nesselgewächs ist auf Korsika beheimatet. Es ist eine krautige, kriechende Pflanze mit fadendünnen Zweigen, die dicht mit winzigen Blättern besetzt sind. Das Bubiköpfchen liebt hohe Luftfeuchtigkeit und sollte deshalb regelmäßig besprüht werden. Es ist auch als Bodendecker in Pflanzkästen geeignet.

und die Bodenverhältnisse wieder in Ordnung zu bringen versucht, indem sie den Stickstoffüberschuß aufnimmt, wie er beispielsweise auf Schuttplätzen, aber auch in der Nähe organischer Abfälle (Komposthaufen, Latrinen, Güllegruben usw.) entsteht. Auf den Hochsteppen am russischen Baikalsee wachsen besonders üppige Nesselfelder auf dem Urin und Kot der dort zahlreich beheimateten Murmeltiere. Man nennt diese Gebiete dort „Gärten der Murmeltiere“.

Sie ist immer zur Hand, um dem Menschen mit ihren heilsamen Kräften zu helfen - oft verachtet, aber durch ihre spröde und unnahbare Art nie demütig.

Die Inhaltsstoffe der Brennessel und ihre Wirkungsweise

Wie viele andere Wildkräuter enthält auch die Brennessel ein breit gefächertes Spektrum an Inhaltsstoffen. So finden wir in der Pflanze zahlreiche Vitamine und Spurenelemente, die für unsere Gesundheit unerläßlich sind. Chlorophyll (aus grünen Gemüsen, Salaten und eben aus der Brennnessel) wirkt stoffwechselfördernd und allgemein funktionsanregend. Brennesseln enthalten 30,4% Reineiweiß in der Trockenmasse (zum Vergleich: Spinat 26,6%, Kopfsalat 15,9%). Außerdem ist die Eiweißqualität aufgrund der Zusammensetzung der Aminosäuren besonders hoch. Dieser hohe Eiweißgehalt macht die Brennessel zu einem wertvollen Nahrungsmittel. Besondere Wirkstoffe sind die pflanzlichen Hormone und Glukokinine. Das sind zuckerhaltige Pflanzenwirkstoffe, die die Zellteilung aktivieren und beispielsweise das Fruchtwachstum fördern. Man nimmt an, daß sie – ähnlich wie das Insulin – in der Lage sein können, den Blutzucker bei Diabetikern zu senken. Es lohnt sich, den wunderbaren „inneren Reichtum“ der oft verachteten Brennessel näher zu betrachten!

Vitamine

Ohne Vitamine kann der menschliche Organismus nicht überleben – das sagt schon die Bezeichnung: „Vitamine“ heißt nichts anderes als lebensnotwendige Nährstoffe! Vitamine sind Stoffe, die im Unterschied zu den Hauptnährstoffen keine Energie liefern, aber trotz ihrer geringen Menge für den reibungslosen Ablauf des Stoffwechsels notwendig sind. Ihre lebenswichtigen Funktionen erfüllen sie als Schutz- und Reglerstoffe: Es gibt praktisch keinen Lebensvorgang in unserem Körper, an dem bestimmte Vitamine nicht beteiligt wären. Die Atmungsvorgänge, die Nahrungsaufbereitung, die Nahrungsverbrennung, der Zellauf- und -abbau erfolgen mit ihrer Hilfe. Einige Vitamine sind Antioxidantien, schützen also körpereigene Strukturen vor Oxidation oder „Ranzigwerden“. Dabei wirken die Vitamine fast immer untereinander zu-

Wichtig:
Vitamine werden im menschlichen Organismus nicht produziert. Sie müssen mit der Nahrung zugeführt werden, sind also essentiell.

sammen, aber zudem auch mit den Mineralstoffen. Die Brennessel enthält die folgenden Vitamine:

Carotinoide

Dabei handelt es sich um eine Vorstufe von Vitamin A (Retinol). In reichem Maße sind Carotinoide beispielsweise in Möhren enthalten. Aber auch in der Brennessel finden sie sich. Vitamin A ist von Bedeutung zur Regelung der Zellteilung, zur Gesunderhaltung der Schleimhäute und zur Unterstützung der Sehkraft. Es beugt außerdem Herz- und Krebserkrankungen vor und stärkt die körpereigenen Immunkräfte. Die vorteilhafte Wirkung auf Haut, Haare und Nägel hat dem Vitamin A die Bezeichnung „Schönheitsvitamin" eingetragen.

Wichtig:
Carotinide sind fettlöslich. Deshalb können sie am besten über Brennesselgerichte, denen Butter oder Öl zugesetzt ist, aufgenommen werden.

Vitamin B2 (Riboflavin)

Dieses Vitamin ist besonders wichtig für den Fett-, Eiweiß- und Kohlehydratstoffwechsel. Darüber hinaus hat es eine besondere Bedeutung für die Zellatmung, also die Verwertung von Sauerstoff. Einen erhöhten Bedarf an Vitamin B2 haben Menschen mit Verdauungsstörungen und bestimmten Lebererkrankungen.

Vitamin B5 (Pantothensäure)

Dieses Vitamin hat zentrale Aufgaben im gesamten Stoffwechsel. Außerdem ist es wichtig für die Hormonbildung. In den letzten Jahren hat es als Bestandteil von Haarwuchs- und -pflegemitteln von sich reden gemacht.

Vitamin C (Ascorbinsäure)

Vitamin C

Die Brennessel weist – besonders als junge Pflanze – einen sehr hohen Gehalt an Vitamin C auf. Am besten entfaltet sie ihre Wirksamkeit im frischen Preßsaft, bei einer Frühjahrskur und in schmackhaften Gerichten.

Vitamin C regt die körpereigenen Immunkräfte an und schützt dadurch vor Infektionen. Außerdem sorgt es für gesunde Haut, Knochen und Zähne (weil es den Aufbau von Collagen, dem „Zellkitt", unterstützt) und beugt Krebs und Herzinfarkt vor. Vitamin C fördert die Aufnahme von Eisen – insofern stellt die Brennessel, die beides in reichem Maße enthält, eine denkbar günstige Kombination dieser beiden lebenswichtigen Stoffe dar. Wichtig ist auch seine Wirkung gegen die „Frühjahrsmüdigkeit".

Vitamin E (Tocopherol)

Dieses Vitamin wirkt durchblutungsfördernd. Deshalb wird es vielen Hautcremes zugesetzt. Da es vor Zell- und Gewebealterung schützt, ist es ein natürliches Geriatrikum (Mittel zur Vorbeugung von Altersbeschwerden). Außerdem beugt es Krebs und Herzkrankheiten vor. In der Brennessel ist Vitamin E in besonders reichem Maße in den Samen enthalten.

Vitamin K (Phyllochinon)

Hierbei handelt es sich nicht um ein einzelnes Vitamin, sondern um eine Vitamin-Gruppe. Vitamin K fördert die Blutgerinnung und ist für gesunde Knochen wichtig. Bei gesunden Erwachsenen wird Vitamin K auch von den Darmbakterien gebildet. In wieweit dies in relevantem Maße zur Vitamin K-Versorgung beiträgt, ist derzeit aber noch umstritten.

Mineralstoffe und Spurenelemente

Mineralstoffe und Spurenelemente sind wie die Vitamine lebenswichtige Substanzen. Sie müssen dem Körper täglich zugeführt werden, weil er sie selbst nicht herstellen kann.

Mineralien

Ob man von Mineralien oder Spurenelementen spricht, ist eine Frage der Mengenverhältnisse. Die Mineralien werden auch „Mengenelemente" genannt, weil sie dem Körper von mehreren hundert Milligramm bis zu mehreren Gramm pro Tag mit der Nahrung zugeführt werden müssen und ihr mengenmäßiger Anteil im Körper im Vergleich zu den Spurenelementen sehr viel höher ist (ca. 25 g als Magnesium, bis zu einem Kilogramm als Kalzium).

Die Mineralstoffe besitzen entscheidende Eigenschaften, die das Leben erst ermöglichen. Als Bausteine für Gewebe und Skelett geben sie dem Körper seine Struktur. Sie sorgen für einen reibungslosen Ablauf der Stoffwechselfunktionen. Jede Zelle unseres Körpers, aber auch Hormone und Enzyme, die alle wichtigen Stoffwechselvorgänge im Organismus steuern und regeln, sind auf die Hilfe der Mineralstoffe angewiesen.

Mineralstoffmangel

Im Garten sieht man besonders deutlich, was geschieht, wenn dem Boden Minerale fehlen: Die Rosen bekommen Chlorose (Eisenmangel) und die Nadelgehölze eine Gelbfärbung, weil es an Magnesium fehlt. Ernährt man Tiere mit mineralfreier Kost, so sterben sie nach kurzer Zeit. Beim Menschen ist es nicht anders, denn er ist auf diese geringen Mengen („Spuren") bestimmter Stoffe angewiesen, um zu überleben und gesund zu bleiben.
Die Brennessel bietet eine ganze Palette von Mineralstoffen – vor allem Eisen und Kalzium, Kalium und Silizium.

Eisen

Eisen ist besonders wichtig für die Bildung roter Blutkörperchen und damit für die ordnungsgemäße Sauerstofftransportfähigkeit des Blutes. Wer unter Eisenmangel leidet, ist meistens blaß, lustlos und müde. Auch Kreislaufstörungen, Herzbeschwerden und „kosmetische" Probleme wie dünne, brüchige Haare, splitternde Fingernägel und aufgeplatzte Mundwinkel, die nur schlecht heilen, sind Anzeichen für eine Unterversorgung mit diesem wichtigen Mineralstoff. Besonders viel Eisen brauchen Frauen während der Menstruation, der Schwangerschaft und der Wechseljahre. Eine sehr gute Eisenquelle ist die Brennessel, weil das in ihr enthaltene Vitamin C die Eisenaufnahme begünstigt!
Eisen ist dem Planeten Mars zugeordnet, der für Energien sorgt. Wer regelmäßig eine Brennesselkur macht, wird bald spüren, wie seine Energien zurückkehren!

Kalium

Kalium reguliert den Flüssigkeitshaushalt des Körpers. Es wirkt harntreibend und regt die Nieren zu vermehrter Ausscheidung an. So werden sie gut durchspült und „entschlackt". Aus diesem Grunde ist die Brennessel so berühmt für ihre Wirkung bei einer Frühjahrskur, aber auch bei Beschwerden von Nieren und Blase. Außerdem regelt Kalium die Funktionsfähigkeit von Muskeln und Nerven. Nur wenn genügend Kalium vorhanden ist, lassen sich die Muskeln an- und entspannen. Das gilt auch für die Herzmuskeln! Kaliummangel äußert sich in Muskelschwäche, Absinken des Blutdrucks, Störungen der Herztätigkeit, Appetitlosigkeit und Verstopfung.

Kalzium

Die Hauptmenge des im Körper vorhandenen Kalziums ist in Knochen und Zähnen vorhanden – etwa 99%! Aber auch das restliche 1% ist für die Körperfunktionen von größter Bedeutung. Kalzium ist maßgeblich am Aufbau von Knochen und Zähnen beteiligt und fördert außerdem die Widerstandsfähigkeit gegen Infektionen. Darüber hinaus spielt es eine wichtige Rolle bei der Blutgerinnung und für die Weiterleitung der Nervenimpulse an die Muskelzellen. Kalziummangel führt zu einer Entkalkung der Knochen (bis hin zur Osteoporose) und zu Zahn-, Haar- und Nägelschäden. Außerdem können Krampfzustände auftreten.
Die Brennessel enthält reichlich Kalzium – vor allem in der Wurzel.

Kupfer

Kupfer ist wichtig für die Energiegewinnung aus den dem Körper zugeführten Nährstoffen. Außerdem ist es nötig zur Bildung roter Blutkörperchen. Dabei ist seine Wirkungsweise eng mit der des Eisens verknüpft. Kupfermangel kann zu Blutarmut führen.
Da die Brennessel neben reichlich Eisen auch Spuren von Kupfer enthält, bietet sie also eine günstige Kombination für die Mineralstoffversorgung des Körpers.

Magnesium

Magnesium aktiviert Enzyme und hilft dabei, energiereiche Substanzen im Körper aufzubauen. Außerdem ist es verantwortlich für die Weiterleitung der

Enzyme

Enzyme (auch als Fermente bezeichnet) sind u.a. in den Verdauungssäften enthalten. Sie beschleunigen die chemischen Reaktionen im Körper.

Nervenimpulse auf die Muskelzellen und für zahlreiche Stoffwechselfunktionen. Magnesium gilt inzwischen allgemein als „Anti-Streß-Mineral". Magnesiummangel kann Kopfschmerzen, Schwindel, Herz-, Konzentrations- und Kreislaufschwäche sowie Neigung zu Krämpfen verursachen. Da auch Bananen reichlich Magnesium enthalten, empfiehlt sich das Rezept für Brennesselspinat mit Bananen (siehe dazu das Kapitel „Brennesseln in der Küche").

Mangan

Mangan unterstützt das Gehirn dabei, den Nährstoffen Energie zu entziehen und vor allem Fette und Eiweißstoffe aufzuspalten. Auch der Aufbau von Knochen und Bindegewebe ist ohne Mangan nicht denkbar. Es findet sich hauptsächlich in den Knochen, der Leber, der Bauchspeicheldrüse und in den Nieren.

Natrium

Natrium gehört zu den wichtigsten Mineralstoffen. Es ist nötig zur Herstellung der Magensäure und wichtig für den Wasser-, Säure- und Basenhaushalt des Körpers. Zu Mangelerscheinungen kommt es praktisch nie, da wir dem Körper durch das Würzen der Speisen ohnehin meist viel zuviel Natrium in Form von Kochsalz verabreichen. Bei einer Brennnesselkur, die ja sehr stark entwässernd wirkt, wird einem möglichen Natriummangel bis zu einem gewissen Maße durch das in der Brennessel enthaltene Natrium vorgebeugt. Durch ihren relativen Kaliumreichtum und die relative Natriumarmut verbessert die Brennessel den beim „zivilisierten Menschen" zum Natrium verschobenen Kalium/Natrium-Quotienten.

Phosphor

Phosphor ist ein wichtiger Bestandteil der Knochen und Zähne, ist am Aufbau von Enzymen beteiligt, wichtig für die Energiespeicherung und ein Baustein der Erbsubstanz.

Schwefel

Schwefel ist ein fester Baustein der Eiweißgebilde. Bekannt ist seine verdauungsanregende Wirkung, außerdem wirkt er entgiftend im Leberstoffwechsel. Zum Aufbau von Haut, Haaren und Nägeln ist er unentbehrlich. Außerdem wirkt Schwefel durchblutungsfördernd, was ihm vor allem auch im Zusammenhang mit der Pflege von fettiger, unreiner Haut und von fettigem, schuppigen Haar eine große Bedeutung gibt.

Silizium (Kieselsäure)

Silizium ist aktiv am Aufbau der Knochen beteiligt. Es hat wachstumsfördernde Wirkung und übt eine wichtige Funktion bei der Bildung von Bindegewebe und Knorpeln aus. Haut und Haar erhalten durch Silizium Festigkeit und Schönheit.

Chlorophyll

Diese als „Blattgrün" bekannte Gruppe äußerst bedeutsamer Pigmente findet sich vor allem in grünen Pflanzen, aber auch in Algen sowie in photosynthetisierenden Bakterien. Die Aufgabe des Chlorophylls ist die Absorption der Lichtenergie der Sonne, die dann durch Photosynthese in chemische und damit vom Organismus verwertbare Energie umgewandelt wird. In der Medizin findet Chlorophyll Anwendung als Medikament gegen Geschwüre, Ekzeme, Abszesse, Furunkel sowie - wegen ihrer sekretionshemmenden Wirkung - in der Wundbehandlung. Bei blutarmen Patienten erhöht Chlorphyll den Anteil der Thrombozythen und Leukozythen im Blut. Es regeneriert das Blut und stärkt den gesamten Organismus. Aus diesem Grund ist die Brennessel wahrscheinlich auch ein so wirksames pflanzliches Heilmittel bei Hauterkrankungen.

Photosynthese

Die Photosynthese ist einer der wichtigsten physiologischen Prozesse überhaupt. Dabei werden Kohlendioxid und Wasser unter Einwirkung der Lichtenergie (Sonnenlicht) in Sauerstoff umgesetzt. Aus diesem Grund sind Bäume und andere Grünpflanzen auch so wichtig für uns: Sie setzen schädliche Abgase in lebenswichtige Atemluft um!

Chlorophyll hat sich als Prophylaktikum bei Arteriosklerose bewährt. Es ist Bestandteil zahlreicher stärkender, tonisierender Präparate, die auch in der Geriatrie Anwendung finden. Da Chlorophyll die Entwicklung zersetzender Bakterien beeinträchtigt, wird es auch als Deodorant eingesetzt. Eine weitere Bedeutung hat es als Färbemittel für Spirituosen, Fette, Seifen und kosmetische Präparate. Für die Chlorophyllgewinnung wird heute hauptsächlich die Brennessel verwendet, weil sie diesen Stoff in reichlichem Maß enthält.

Amine – Die ganz besonderen Wirkstoffe der Brennessel

Amine sind organische, stickstoffhaltige Verbindungen, die sich unter anderem in lebenden Organismen bilden und als Hormone (beispielsweise Adrenalin) eine wichtige Rolle spielen. Die Brennessel enthält zwei sehr bedeutsame Amine - das Histamin und das Acetylcholin. Diese beiden Stoffe sind die wirksamsten Bestandteile der Brennessel. Im Tierreich finden wir sie oft als Botenstoffe im Nervensystem.

Histamin

Das Histamin ist wahrscheinlich der Hauptverursacher des Juckreizes, der durch die Berührung mit den Brennhaaren der Nessel hervorgerufen wird. Die Hauterscheinungen sind dieselben, wie man sie nach intrakutaner Injektion mit Histamin oder bei einem allergischen Ausschlag sieht, bei dem auch von bestimmten weißen Blutkörperchen Histamin ausgeschüttet wird. Histamin ist in einer relativ hohen Konzentration von 0,1% in diesen Brennhaaren vorhanden.

Brennender Schmerz

Es ist ein interessantes Phänomen, daß der brennende Schmerz nur durch die gleichzeitige Einwirkung von Histamin und Acetylcholin ausgelöst wird! Eine getrennte Zufuhr dieser beiden Gewebshormone führt nicht zum Auftreten von Schmerzen.

Histamin bewirkt, daß sich die glatte Muskulatur zusammenzieht, (beispielsweise die der Gebärmutter und der Bronchien), es erweitert die Blutgefäße der Haut und erhöht die Durchlässigkeit der Kapillargefäße. Deshalb wirkt Histamin blutstillend sowohl bei inneren als auch bei äußeren Blutungen. Ältere Menschen in Deutschland, in Rußland, aber auch Zigeuner berichten, daß Brennesselsaft gegen Nasenbluten, Bluthusten und sogar Blutstürze verabreicht wird. Außerdem regt Histamin die Magensäfte an und wirkt verdauungsfördernd.

Acetylcholin

Acelylcholin ist ein Wirkstoff, der als Neurotransmitter von Bedeutung ist. Acetylcholin bewirkt die Signalübertragung von den Nervenzellen auf die

Muskelfasern und damit u.a. deren Zusammenziehung. Dadurch werden beispielsweise bei Blutungen die Arterien verengt und die Kapillargefäße erweitert - ein Vorgang, der blutstillend wirkt. Acetylcholin beeinflußt nach neuesten Forschungen die Gedächtnisleistung. Man nimmt an, daß der Schlüssel zum Gedächtnisverlust bei älteren Menschen darin liegen könnte, daß kein Acetycholin mehr produziert wird.

Neurotransmitter

Neurotransmitter („Botenstoffe im Nervensystem")
Dabei handelt es sich um chemische Substanzen, die die Befehle des Gehirns innerhalb des Gehirns, vom Gehirn an andere Organe oder vom Gehirn an die Muskeln weiterleitet. Sie können eine erregende oder eine hemmende Wirkung haben. So wirkt beispielsweise Acetylcholin – das neben dem Adrenalin zu den bekanntesten Transmittern gehört – aktivierend auf die Skelettmuskelfasern, aber hemmend auf die Herzmuskelfasern. Die eindeutige chemische Identifizierung der Neurotransmitter gehört auch heute noch zu einem der schwierigsten Probleme der neurophysiologischen Forschung. Durch ihren Gehalt an Histamin und Acetylcholin wird dadurch sicherlich auch die Brennessel in den Brennpunkt wissenschaftlichen Interesses gelangen!

Glukokinine

Dabei handelt es sich um Stoffe, die - ähnlich wie Insulin - in der Lage sind, den Blutzucker bei Diabetikern zu senken. Kinine zählen zu den Gewebshormonen, die stark gefäßerweiternd wirken, die Durchlässigkeit der Kapillargefäße steigern und eine Zusammenziehung der glatten Muskulatur (beispielsweise der Bronchien, des Darmes und der Gebärmutter) verursachen. Die Brennessel scheint - zu diesem Ergebnis kommen verschiedenen Untersuchungen - diese Stoffe zu enthalten. Leider sind die wissenschaftlichen Ergebnisse noch nicht so abgesichert, daß hier eine verläßliche Empfehlung gegeben werden kann. Auf jeden Fall lohnt es sich - begleitend zur verordneten Therapie bei Zuckerkrankheiten - Brennesseltee, Frischsaft und auch die im Kapitel „Brennesseln in der Küche" angegebenen Rezepte einzusetzen.

Proteine (Eiweißstoffe)

Eiweiß ist der wichtigste Aufbaustoff unseres Körpers. Es wird ständig verbraucht und muß also auch ständig erneuert werden. Proteine bestehen aus verschiedenen Aminosäuren, von denen acht – die essentiellen Aminosäuren – für die Herstellung des körpereigenen Eiweißes unerläßlich sind. Die wichtigsten Proteinträger sind tierische Produkte wie Fleisch, Fisch, Eier, Milch und Käse, aber auch pflanzliche Produkte wie Getreide, Hülsenfrüchte, Nüsse und Kartoffeln.

Proteine

Über den Wert der tierischen Proteine für die menschliche Ernährung ist man sich nicht einig. Eines gilt allerdings als sicher: Ein Übermaß an tierischem Eiweiß, insbesondere Fleisch, schadet dem Organismus. Die Höchstmenge an tierischem Eiweiß sollte 30 % der eingenommenen Menge nicht übertreffen. Die empfohlene Zufuhr liegt heute bei 0,6–0,8 g pro kg Körpergewicht, also nur ca. 50 g bei einem 70 kg schweren Mann. Das bedeutet, daß mindestens 70 % des täglich verzehrten Eiweißes aus pflanzlichen Quellen (Getreide, Hülsenfrüchte usw.) stammen sollte.

Die Brennessel war (und ist heute wieder) nicht nur wegen ihres Vitamin- und Mineralstoffgehaltes ein wichtiger Bestandteil des Speisezettels in Notzeiten gewesen – sie enthält auch reichlich Eiweiß, nämlich etwa 30%! Im Vergleich dazu enthält Spinat nur 26% und Salat knapp 16% Reineiweiß!

Säuren

Brennesseln sind – besonders für Rheuma-, Gicht- und Arthritiskranke – eine gute Alternative zum Spinat, weil ihr Säuregehalt nicht allzu hoch ist. Vor allem enthalten sie keine Oxalsäure, die bei diesen Leiden den Krankheitsverlauf verschlimmern kann. Die Brennessel enthält in geringem Maße u.a. die folgenden Säuren:

Ameisensäure

Diese ätzende Flüssigkeit findet sich vor allem in den Brennhaaren der Nessel.

Essigsäure

Essigsäure ist ebenfalls eine ätzende Flüssigkeit. Sie findet sich im Saft der Brennesselpflanze.

Zitronensäure

Die Zitronensäure spielt eine große Rolle für den Zellstoffwechsel der Brennessel (dies gilt auch für alle anderen Organismen).

Saponine

Dabei handelt es sich um kohlenhydrathaltige Pflanzeninhaltsstoffe, häufig einfache Zucker. Ihr Name ist abgeleitet von lat. sapo = Seife, weil sie in wäßriger Lösung wie Seife schäumen. Saponine reizen die Schleimhäute und wirken deshalb auswurffördernd. Außerdem erhöhen sie die Aktivität der Drüsen, deshalb werden saponinhaltige Pflanzen für „Blutreinigungskuren" eingesetzt.

Lecithin

Lecithine sind fettähnliche Stoffe, die für die Ernährung wichtig sind, darüber aber auch noch stärkende Funktion haben. Viele Stärkungsmittel, vor allem für ältere Menschen, enthalten Lecithin.

Gerbstoffe

Auf Gerbstoffe reagiert der menschliche Organismus mit einer dünnen Gerinnungsschicht. Vor allem in Badezusätzen wirken Gerbstoffe heilsam gegen Entzündungen und Schwellungen. In der Brennessel finden sich Gerbstoffe vor allem in der Wurzel und in den Samen.

Krankheiten und ihre Behandlung mit der Brennessel

Die Brennessel ist seit alters her ein beliebtes und bewährtes Volksheilmittel. Man braucht nicht lange nach ihr zu suchen, denn sie hält sich stets in der Nähe der Menschen auf. Viele berühmte Ärzte vergangener Jahrhunderte rühmten ihre Heilkraft. Deren Empfehlungen gerieten jedoch in Vergessenheit, als im 19. Jahrhundert die moderne Medizin ein mehr oder weniger mechanistisches Menschenbild entwickelte, wodurch es häufig mehr zur Behandlung der Symptome als der Ursachen kam. Die moderne Chemie tat ein übriges, indem sie einzelne Inhaltsstoffe der Pflanzen synthetisch nachbaute und in Form von Tabletten und Tropfen auf den Markt brachte. Ohne die Errungenschaften der Naturwissenschaft schmälern zu wollen – schließlich sind viele Volksseuchen dadurch unschädlich gemacht worden, bis dahin unheilbare Krankheiten konnten behandelt werden, unzähligen Menschen wurde das Leben gerettet und erleichtert –, muß doch gesagt werden, daß viele Mittel der Volksmedizin wesentlich effizienter und dabei sanfter wirken. Das gilt auch für die Brennessel, die vor einigen Jahren sogar durch die vom Bundesgesundheitsamt eingesetzte Kommission E in ihrer Wirksamkeit bestätigt wurde. Einer Renaissance steht also – auch abgesegnet von der Schulmedizin – nichts im Wege!

Natürlich ist die Brennessel kein Allheilmittel, obwohl sie in vielen Fällen geradezu erstaunliche Heilerfolge erzielen kann. Begleitend zur ärztlichen Behandlung und – in leichteren Fällen – auch zur Selbstmedikation ist sie ganz allgemein empfehlenswert. Besondere Schwerpunkte ihrer Wirksamkeit entfaltet sie bei allen Leiden, die zu ihrer Heilung einer Reinigung des Körpers bedürfen: Leber, Galle, Blase und Prostata sprechen besonders gut auf eine Brennesselbehandlung an. Aber auch Hautleiden aller Art können dadurch gelindert werden. Allgemein bekannt ist zudem ihre haarkräftigende Wirkung. Als dem Mars zugeordnete Pflanze mit hohem Eisengehalt stärkt die Brennessel außerdem die Willenskräfte und das geistige und körperliche Energiepotential. Auch wer nicht an einer der im folgenden aufgelisteten Erkrankungen leidet, sollte sich jährlich mindestens zweimal (vor allem im Frühling, aber auch im Herbst) durch eine Brennesselkur stärken. Dadurch werden die körpereigenen Abwehrkräfte mobilisiert, so daß die

Anfälligkeit gegenüber Krankheiten vermindert wird. Kräftiges, gesundes Haar, eine reine, schöne Haut und ein verbessertes Allgemeinbefinden sind weitere angenehme Begleiterscheinungen.

Die Anwendungsformen der Brennessel

Neben den fertigen Präparaten - oder an ihrer Stelle - können Sie die Brennessel in verschiedenster Form selbst zubereiten - entweder aus der frischen Pflanze oder aus den in der Apotheke erhältlichen getrockneten Pflanzenteilen.

Brennesseltee

Der Tee wird aus frischen oder getrockneten Blättern hergestellt. Dazu wird er mit kochendem Wasser übergossen und muß zugedeckt einige Minuten lang ziehen. Genaue Zeitangaben finden Sie in den einzelnen Rezepten.

Abkochung

Dazu werden die frischen oder getrockneten Blätter, für manche Zubereitungen auch die Wurzeln der Brennessel in Wasser zum Kochen gebracht. Der Absud wird für Kompressen oder als Badezusatz verwendet.

Brennesselöl

Hierfür werden Blätter, Wurzeln oder Samen der Brennessel für einige Wochen in Pflanzenöl eingelegt. So können die heilsamen Kräfte der Nessel auf das Öl übergehen. Das Brennesselöl wird für Einreibungen verwendet.

Brennesselessig

Der Brennesselessig wird ähnlich hergestellt wie das Öl, nur daß an dessen Stelle ein Obstessig verwendet wird. Brennesselessig dient vor allem für Einreibungen der Kopfhaut, um das Haar zu kräftigen.

Brennesseltinktur

Für die Tinktur werden die Brennesseln in reinem Alkohol eingelegt. Die Tinktur kann innerlich und äußerlich angewendet werden.

Brennesselextrakt

Dabei handelt es sich um einen Auszug mit einem wässrigen, alkoholischen oder ätherischen Lösungsmittel.

Preßsaft

Das ist der Saft aus der frischen Pflanze. Sie können ihn selbst im Entsafter herstellen oder im Reformhaus fertig kaufen.

Brennesselgemüse

Frische Brennesseln sind ein delikates und gesundes Gemüse. Im Kapitel „Brennesseln in der Küche“ finden Sie dazu eine Fülle von Rezepten.

Urtikation

Bei dieser Anwendungsform wird die Haut mit dem frischen Brennesselkraut bestrichen oder leicht geschlagen. Diese Behandlung hat sich vor allem bei Hexenschuß und Ischias als besonders wirksam erwiesen, aber auch bei chronischer rheumatischer Arthritis, welche auf Wärme gut anspricht. Das Nesselgift dringt in die Haut ein und erzeugt durch das Brennen ein stundenlang andauerndes Wärmegefühl. Die Behandlung einmal täglich anwenden, dabei hinterher kein kaltes Wasser an die Haut kommen lassen. Nach 2–3 Tagen eine ebenso lange Pause einlegen.

Risiken und Nebenwirkungen

Sicher kennen Sie den Satz „Zu Risiken und Nebenwirkungen fragen Sie Ihren Arzt oder Apotheker“ aus der Radio- und Fernsehwerbung. Bei der Brennessel gibt es in dieser Hinsicht so gut wie keine Bedenken. Selbst die Kommission E des Bundesgesundheitsamtes hat keine Bedenken bei der Anwendung der Brennessel. Hier die Ergebnisse der wissenschaftlichen Untersuchung:

- Bei der Anwendung der Brennesselwurzel kann es gelegentlich zu Magen-Darm-Beschwerden kommen. Allerdings lag bei über 9.000 beobachteten Patienten die Quote unter 1%!
- Sehr selten wurden nach der Einnahme von Brennesselblättertee Allergien, Hautprobleme und Magenreizungen beobachtet.
- Vergiftungen wurden bisher nicht festgestellt.

- Es gibt keine bedeutsamen Wechselwirkungen mit anderen Arzneimitteln.
- Nur bei Ödemen infolge eingeschränkter Herz- oder Nierentätigkeit sollte die Brennessel nicht zur Durchspülungstherapie verwendet werden.

Die Brennesselkur

Die Brennesselkur ist auch für den gesunden Menschen ein Tonikum, das ihn vor allem im Frühjahr, aber auch im Herbst rundum fit macht. Wer unter Hautbeschwerden, Rheuma-, Gicht- oder Gallen- und Leberbeschwerden zu leiden hat, sollte auf jeden Fall diese Möglichkeit zur Reinigung und Regenerierung des Organismus wahrnehmen!

Eine Brennesselkur läßt sich auf verschiedene Art durchführen:

- Täglich Brennesselgemüse essen – als Suppe, Salat oder Gemüse (leckere Rezepte finden Sie im Kapitel „Brennesseln in der Küche"). Diese Kur ist vor allem im Frühjahr empfehlenswert, wenn die Brennnesseln noch jung und zart sind. Eine kurmäßige Anwendung sollte mindestens drei bis vier, besser noch bis sechs Wochen dauern.
- Täglich Brennesseltee trinken – entweder aus frischen Nesseln oder aus dem getrockneten Kraut.
- Täglich Brennesselsaft trinken – entweder selbst ausgepreßt oder aus dem Reformhaus.
- Besonders wirksam ist die sogenannte Pumpe-Kur (nach dem Kneipp-Schüler Pumpe benannt). Dabei beginnt man mit einer Tagesdosis von 3 EL frischem Preßsaft. Diese Dosis wird alle 3 Tage um 1 EL erhöht, bis schließlich eine Tagesgabe von 10 EL erreicht ist. Der Saft wird im Verhältnis 1:5 mit Buttermilch (oder Wasser) verdünnt.

  Abwandlung: Susanne Fischer empfiehlt in ihrem Buch „Medizin der Erde" eine Variante dieser Kur. Dabei beginnt sie mit 1 EL frischem Saft und steigert die Tagesdosis täglich um 1 EL bis auf 14 Löffel. Danach jeden Tag absteigend einen weniger bis zum Ende der Kur. Der Saft wird immer mit Buttermilch vermischt – anfangs mit der 5fachen Menge, später ab etwa 8 Löffeln mit der 3fachen Menge.

Tip:
Besonders appetitlich ist ein Brennesseltee, der in einer durchsichtigen Glaskanne zubereitet wird, so daß man die darin schwimmenden Brennesselstengel betrachten kann.

Bei diesen Erkrankungen wird die Brennessel innerlich verwendet

Abszeß
Alzheimer-Krankheit
Angina
Arthritis
Asthma
Bauchspeicheldrüsenleiden
Blasenleiden
Blutarmut
Bluthochdruck
Bronchitis
Depressionen
Durchblutungsstörungen
Durchfall
Ekzeme
Erkältungskrankheiten
Erschöpfung
Gallenleiden
Gicht
Hämorrhoiden
Hautleiden
Heuschnupfen
Husten
Ischias
Kehlkopfentzündung
Kopfschmerzen
Leberleiden
Magenbeschwerden
Menstruationsblutungen
Milzerkrankungen
Nagelpilz
Nasenbluten
Nervenschmerzen
Nesselausschlag
Nierenleiden
Osteoporose
Prämenstruelles Syndrom
Prostataleiden
Rheumatische Beschwerden
Schleimbeutelentzündung
Schuppenflechte
Verstopfung
Wunden
Zahnfleischentzündung
Zuckerkrankheit

Bei diesen Erkrankungen wird die Brennessel äußerlich verwendet

Abszeß
Angina
Arthritis
Durchblutungsstörungen
Ekzeme
Gicht
Hämorrhoiden
Insektenstiche
Ischias
Konzentrationsschwäche
Krampfadern
Mundfäule
Nagelpilz
Nasenbluten
Nervenschmerzen
Nesselausschlag
Rheumatische Beschwerden
Schlaflosigkeit
Schuppenflechte
Wunden
Zahnfleischentzündung

Krankheiten und ihre Behandlung von A bis Z

Abszeß

Ursachen und Symptome

Als Abszeß bezeichnet man eine Eiterbeule, die sich öffnen und entleeren kann. Meistens äußert er sich als gerötete Schwellung, die sich warm anfühlt und schmerzt. Ursache ist in vielen Fällen eine Schwächung der körpereigenen Abwehrkräfte. Besonders häufig ist der Schweißdrüsenabszeß in der Achselhöhle. Dieser entsteht oft durch mangelnde Körperpflege. Ein Abszeß sollte immer einem Arzt vorgestellt werden, da die Gefahr einer Blutvergiftung besteht.

Behandlung

Brennessel-Kräutertee

2 Teile getrocknete Brennesselblätter mit je 1 Teil Stiefmütterchen und Veilchen mischen. 1 EL davon mit ¼ l Wasser übergießen, aufkochen und 5 Minuten ziehen lassen. Abseihen. Täglich 3 Tassen davon trinken.
Stiefmütterchen und Veilchenblüten erhalten Sie getrocknet in der Apotheke. Beide Pflanzen sind für ihre hautfreundliche Wirkung bekannt.

Kompresse

Einen Brennessel-Kräutertee herstellen und darin ein Leinentuch auswringen. Möglichst heiß auf die betroffene Stelle auflegen. Behandlung mehrmals täglich wiederholen.

Kompresse

Durch die äußere Anwendung wird der Eiterpropf und die darüberliegende Haut aufgeweicht. Innerlich genommen schwemmt der Tee Giftstoffe und Erreger aus dem Körper.

Was Sie sonst noch tun können:

- Zur allgemeinen Stärkung der Abwehrkräfte reichlich Rohkost essen.
- Ausgedehnte Luftbäder beugen Rückfällen vor.

Alzheimer Krankheit

Ursachen und Symptome

Die Ursachen dieser Gehirnkrankheit sind letztlich noch nicht bekannt. Im 5. oder 6. Lebensjahrzehnt kommt es dabei zu einer Schrumpfung der Großhirnrinde mit fortschreitendem Gedächtnisverlust. Mittel, die die Gehirndurchblutung fördern, können jedoch in vielen Fällen eine Heimunterbringung nicht verhindern.

Alzheimer

In seinem Buch „Die Grüne Apotheke" berichtet Dr. James A. Duke, der lange Jahre für das amerikanische Landwirtschaftsministerium arbeitete und ein weltweit bekannter Experte für Pflanzenmedizin ist, über die Wirksamkeit der Brennessel bei der Alzheimer-Krankheit: „Dieses Kraut enthält beträchtliche Mengen des Mineralstoffes Bor, das zur Verdopplung des im Körper zirkulierenden Östrogens führen kann. Das weibliche Hormon Östrogen hilft – wie bereits in mehreren Studien belegt wurde – bei der Verbesserung des Kurzzeitgedächtnisses."

Behandlung

Brennesseltee

1 EL frische oder getrocknete Brennesselblätter mit 1 Tasse kochendem Wasser übergießen, 5 Minuten ziehen lassen, abseihen. Täglich 3 Tassen trinken.

Brennesselsaft

Täglich Brennesselsaft (aus dem Reformhaus) nach Vorschrift einnehmen.

Angina (Mandelentzündung)

Ursachen und Symptome

Dabei handelt es sich um eine Entzündung der Gaumenmandeln, die meistens Begleiterscheinung einer allgemeinen Erkältung ist. Die Mandeln sind gerötet und geschwollen, es kommt zu Schluckbeschwerden, Fieber und Kopfschmerzen. Häufig ist Durchnässung bei Kälteeinwirkung die Ursache.

Bei stärkeren Beschwerden sollten Sie unbedingt zum Arzt gehen, weil es sonst zu langwierigen Folgekrankheiten (z. B. Gelenkrheuma und Nierenentzündung) kommen kann.

Behandlung

Gurgelwasser

2 Handvoll frische oder getrocknete Brennesselblätter mit 1 l kochendem Wasser übergießen, eine Viertelstunde zugedeckt ziehen lassen, dann abseihen. Mehrmals täglich mit der Flüssigkeit gurgeln.

Was Sie sonst noch tun können:

- Die Schluckbeschwerden lassen sich durch langsames Essen von Speiseeis lindern.
- Feuchtkühle Halswickel lindern ebenfalls die Beschwerden.
- Bei Fieber strenge Bettruhe einhalten.
- Immunstimulation mit Echinacea-Präparaten, Vitamin C und Zink.

Arthritis (Gelenkentzündung)

Ursachen und Symptome

Eine Arthritis entsteht bei Infektionen, rheumatischen Erkrankungen und Gicht. Sie kann akut oder chronisch verlaufen und ein, mehrere oder viele Gelenke betreffen. Symptome sind vor allem schmerzhafte Gelenkschwellungen, die von Fieber begleitet sein können.

Behandlung

Urtikation

Damit bezeichnet man das „Auspeitschen“ der schmerzenden Stellen mit einer frischen Brennesselpflanze – eine Praxis, die schon vor vielen Jahrhunderten geübt wurde und erst durch Sebastian Kneipp wiederentdeckt wurde. Zum einen lenkt das Brennen vom eigentlichen Schmerz ab. Was aber noch wichtiger ist: Durch die winzigen Brennhaare sondert die Brennnessel verschiedene Chemikalien ab, die nicht nur für das brennende Gefühl verantwortlich sind, sondern auch eine entzündungshemmende Wir-

kung haben und so zur Linderung der Arthritis beitragen. Pflücken Sie eine Brennesselpflanze und schlagen Sie damit sachte die schmerzenden Stellen. Täglich wiederholen.
Die Urtikation sollten Sie nur bei chronischer Arthritis anwenden, welche auf Wärme gut anspricht, jedoch niemals bei aktivierter Arthritis mit Entzündungszeichen wie Wärme oder Rötung.

Brennesseltee

1 EL frische oder getrocknete Brennesselblätter mit 1 Tasse kochendem Wasser übergießen, 5 Minuten ziehen lassen, abseihen. Täglich 3 Tassen davon trinken.

Brennesselsaft

Täglich Brennesselsaft (aus der Apotheke oder dem Reformhaus) nach Vorschrift einnehmen.

Brennesselgemüse

Mindestens einmal wöchentlich Suppe, Salat usw. aus Brennesseln essen. Rezepte dazu finden Sie im Kapitel „Brennesseln in der Küche".

Was Sie sonst noch tun können:

- Wichtig ist eine ausgewogene Ernährung mit Vollkornprodukten und reichlich Obst und Gemüse.
- In manchen Fällen wirken kühlende Umschläge schmerzlindernd, andere sprechen besser auf eine Wärmflasche an.
- Verzichten Sie weitestgehend auf Fleisch- und Milchprodukte. Diese können die Arthritis verschlimmern oder überhaupt erst herbeiführen!

Asthma (Bronchialasthma)

Ursachen und Symptome

Dabei handelt es sich um eine periodisch auftretende Atemnot mit besonderer Schwierigkeit der Ausatmung. Diese Atemnot ist Folge eines Krampfes in den feinsten Lungenteilchen. Häufig ist es erblich bedingt. Ausgelöst wird es durch Erkältungen, Luftröhren-, Bronchial- oder Nasenkatarrh oder chronische Verstopfung.

Behandlung

Brennesseltee

1 EL getrocknete oder frische Brennesselblätter mit 1 Tasse kochendem Wasser übergießen, 5 Minuten zugedeckt ziehen lassen, abseihen. Täglich 3 Tassen davon trinken.

Brennesselsaft

Täglich Brennesselsaft (aus der Apotheke oder dem Reformhaus) nach Vorschrift einnehmen.

Was Sie sonst noch tun können:

- Entspannungspraktiken wie Yoga, Autogenes Training und Atemübungen können dazu beitragen, durch Selbstbeeinflussung die Ängste vor einem Anfall und während der eintretenden Atemnot zu überwinden.
- Eine rohkostreiche Ernährung wirkt einer Krampfneigung entgegen.
- Antioxidantien, Omega-3-Fettsäuren und Magnesiumgaben.

Bauchspeicheldrüsenleiden (Pankreatitis)

Ursachen und Symptome

Der in der Bauchspeicheldrüse produzierte Bauchspeichel – immerhin bis zu ¾ l täglich – ist zur Verdauung beispielsweise von Fett, Eiweiß und Kohlenhydraten notwendig. Eine akute Bauchspeicheldrüsenentzündung ist vor allem durch plötzlich einsetzende Schmerzen im Oberbauch gekennzeichnet, außerdem durch Völlegefühl und Blähungen. In diesem Fall unbedingt den Arzt aufsuchen! Die chronische Bauchspeicheldrüsenentzündung ist häufig begleitet von Leber- und Magenleiden. Symptome sind auch hier Völlegefühl und Schmerzen im linken Oberbauch. Ursachen für Leiden der Bauchspeicheldrüse sind Entzündungen im Bereich der abführenden Gallenwege, Gallensteine, Virusinfektionen, Alkoholmißbrauch.

Sekretin

Die Brennessel wirkt vor allem aufgrund ihres Sekretingehalts. Dieses ist ein die Bauchspeicheldrüse aktivierender Stoff.

Behandlung

Brennesselspinat

Essen Sie möglichst häufig Spinat von frischen Brennesseln und andere Brennesselgerichte.

Preßsaft

Dies ist die eisenreichste Darreichungsform der Brennessel. Trinken Sie ihn deshalb so oft wie möglich.

Brennesseltee

1 EL frische oder getrocknete Brennesselblätter mit 1 Tasse kochendem Wasser übergießen. Zugedeckt 10 Minuten ziehen lassen. Vor oder während einer größeren Mahlzeit trinken.

Brennesselextrakt

Täglich Brennesselextrakt (im Reformhaus und in der Apotheke erhältlich) nach Vorschrift einnehmen.

Was Sie sonst noch tun können:

- Meiden Sie jeglichen Alkoholgenuß.
- Nehmen Sie reichlich Rohkost zu sich.

Blasenleiden

Ursachen und Symptome

Es gibt zahlreiche Blasenleiden, bei denen die Brennessel heilend und auch vorbeugend wirken kann, beispielsweise bei Harngrieß, Reizblase, Blasenkatarrh, Harnwegsinfektionen. Viele dieser Leiden werden durch Infektionen ausgelöst, aber auch durch kalte und nasse Füße oder Unterkühlung des Unterleibs. Zur Steinbildung kommt es, wenn die Schleimhäute der Harnwege nicht über ausreichend Schutzstoffe verfügen, um den Ausfall der im Harn

Die Brennessel wirkt stark entwässernd und regt die Harnproduktion an. Sie ist ein ideales Naturheilmittel bei Blasenleiden.

Blasenleiden

gelösten Salze zu verhindern. Vererbung, Durchblutungsstörungen, aber auch eine ungeeignete Ernährung können die Ursachen dafür sein.

Behandlung

Brennesseltee

1 EL frische oder getrocknete Brennesselblätter mit 1 Tasse kochendem Wasser übergießen, 5 Minuten zugedeckt ziehen lassen, abseihen. Täglich 3 Tassen davon trinken.

Homöopathische Behandlung

Bei Blasensteinen empfiehlt sich die Behandlung mit der Urtica urens-Urtinktur. Nehmen Sie diese nach Anweisung des Arztes (in den meisten Fällen werden täglich 3 mal 10 Tropfen in etwas heißem Wasser verordnet).

Was Sie sonst noch tun können:

- Wichtig ist die gute Durchspülung von Nieren und Blase. Nehmen Sie deshalb täglich mindestens 3 l Flüssigkeit zu sich – am besten in Form von kohlensäurearmem Mineralwasser und Kräutertee.
- Rohkostreiche Mahlzeiten aktiviert die körpereigenen Abwehrstoffe.
- Reichlich Bewegung an der frischen Luft kräftigt den Körper ebenfalls.

Blutarmut (Anämie)

Ursachen und Symptome

Die Blutarmut besteht in einer Verminderung der roten Blutkörperchen. Anzeichen sind Hautblässe, Müdigkeit, Konzentrationsschwäche, Kopfschmerzen, Schwindel, Frieren, Einschlafen der Gliedmaßen, Menstruationsstörungen.

Eisengehalt

Durch ihren hohen Eisengehalt kann die Brennessel zur Vermehrung der roten Blutkörperchen beitragen.

Die häufigsten Ursachen einer Anämie sind chronische Blutverluste (z. B. durch Magen- oder Darmgeschwüre oder sehr starke Regelblutungen), Eisenmangel durch falsche Ernährung, Schwangerschaft, Infektionskrankheiten, Wurmerkrankungen, Nierenkrankheiten, Mangel an frischer Luft und Bewegung.

Behandlung

Brennesseltee

1 EL frische oder getrocknete Brennesselblätter mit 1 Tasse kochendem Wasser übergießen, eine Viertelstunde zugedeckt ziehen lassen, abseihen. Täglich 3 Tassen trinken.

Brennesselextrakt

Nehmen Sie täglich Brennesselextrakt (im Reformhaus und in der Apotheke erhältlich) nach Vorschrift ein.

Brennesselsirup

Mehrere Handvoll frische Brennesselblätter im Entsafter auspressen. Den Saft mit der gleichen Menge Zucker vermischen. Beides zu einer sirupartigen Masse einkochen lassen (häufig umrühren!). Täglich 3 EL einnehmen.

Brennesselgemüse

Essen Sie mehrmals wöchentlich Brennesselgemüse. Leckere Rezepte finden Sie im Kapitel „Brennesseln in der Küche".

Was Sie sonst noch tun können:

- Achten Sie bei Ihrer Ernährung darauf, so viel als möglich Rohkost zu essen.
- Das zur Blutbildung wichtige Eisen ist vor allem in Sauerkraut sowie in Pflaumen, Aprikosen und Pfirsichen enthalten, aber auch in Sesam, Soja und Petersilie.
- Spinat ist zwar ebenfalls sehr eisenhaltig, doch kann das Eisen wegen des hohen Oxalsäuregehalts vom Körper praktisch nicht aufgenommen werden.
- Auch eine ausreichende Versorgung mit Vitamin C ist wichtig. Dieses findet sich in Sauerkraut, schwarzen Johannisbeeren, Sanddorn, Hagebutten, Zitrusfrüchten.

Bluthochdruck (Hypertonie)

Ursachen und Symptome

Bluthochdruck ist oft erblich bedingt. Auslöser sind meistens fette, kochsalzreiche Ernährung, Übergewicht, Nikotinmißbrauch und Streß. Symptome sind u.a. Schwindelgefühle, Schlafstörungen, Herzklopfen und Reizbarkeit.

Bluthochdruck gehört in den Industrienationen zu den häufigsten Erkrankungen. In der Bundesrepublik sind etwa 15% der Bevölkerung davon betroffen (bei der Altersgruppe über 45 Jahren sogar 25%!). Ohne Behandlung kann die Erkrankung zu schwerwiegenden Gefäß- und Organschädigungen führen!

Behandlung

Brennesseltee

2 Handvoll frische Brennesselblätter mit 1 l Wasser übergießen, 5 Minuten sachte köcheln lassen. Zugedeckt eine Viertelstunde ziehen lassen, abseihen. Über den Tag verteilt trinken.

Brennesselsaft

Täglich Brennesselsaft (aus der Apotheke oder dem Reformhaus) nach Vorschrift einnehmen.

Was Sie sonst noch tun können:

- Essen Sie reichlich Haferflocken und grüne Bohnen.
- Entspannungstechniken wie Yoga oder Autogenes Training können durch Selbstbeeinflussung zu einer Herabsetzung des Blutdrucks führen.
- Bewegung und Hydrotherapie, zum Beispiel Kneippgüsse oder Sauna.

Bronchitis (Bronchialkatarrh)

Ursachen und Symptome

Hierbei handelt es sich um eine Entzündung der Bronchien, die besonders häufig im Frühjahr und im Herbst auftritt. Verursacht wird sie meistens durch Virusinfektionen, die durch Unterkühlungen, Wetterumschwünge und die Beeinträchtigung der Schleimhäute infolge trockener Heizungsluft begünstigt werden. Symptome sind Husten, Schnupfen, mitunter auch Fieber. Die Bronchitis kann allerdings auch als Begleiterscheinung von Grippe, Masern und Keuchhusten auftreten.

Behandlung

Brennesseltee

1 EL frische oder getrocknete Brennesselblätter mit 1 Tasse kochendem Wasser übergießen, 5 Minuten zugedeckt ziehen lassen, abseihen. Etwas Honig hineinrühren. Täglich 3 Tassen davon trinken.

Brennessel-Kräutertee

Getrocknete Brennesselblätter, Schafgarbe und Spitzwegerich zu gleichen Teilen mischen. Zubereitung und Anwendung erfolgt wie beim Brennesseltee.

Brennesselsaft

Täglich Brennesselsaft (aus der Apotheke oder dem Reformhaus) nach Vorschrift einnehmen. Nach Geschmack etwas Honig hineinrühren.

Was Sie sonst noch tun können:

- Sehr empfehlenswert sind heiße Fußbäder. Danach die Füße gut abtrocknen und warme Socken anziehen.
- Inhalationen sind ein sehr hilfreiches Mittel, das den Schleim löst.

Depressionen

Ursachen und Symptome

Medizinisch werden Depressionen als Zustände von Traurigkeit, Hoffnungslosigkeit und Erregung oder Passivität definiert. Diese können Tage bis Wochen anhalten. Meistens sind Depressionen seelisch bedingt – etwa durch Probleme in der Familie oder im Beruf. Mitunter können Depressionen aber auch körperliche Ursachen haben – etwa Störungen oder Schwankungen im Hormonhaushalt.

Behandlung

Brennessel-Kräutertee

Getrocknete Brennesselblätter zu gleichen Teilen mit Schafgarbe und Zinnkraut mischen. 1 EL davon mit 1 Tasse kochendem Wasser übergießen, 1 Minute ziehen lassen, abseihen. Morgens und abends eine Tasse davon trinken.

Willenskraft

Die Brennessel als dem Mars zugeordnete Pflanze stärkt die Willenskräfte und das Selbstbewußtsein!

Was Sie sonst noch tun können:

- Sehr wirksam ist eine Kur (etwa 6 Wochen) mit Johanniskrauttee. Johanniskraut ist ein bewährtes und auch von der Schulmedizin anerkanntes pflanzliches Mittel zur Stimmungsaufhellung. Täglich 3 Tassen trinken.
- Bewegung an der frischen Luft, Gartenarbeit oder sportliche Aktivitäten sind ein gutes Mittel gegen Depressionen.

Durchblutungsstörungen, arterielle

Ursachen und Symptome

Hierbei handelt es sich um eine verminderte Durchblutung des Gewebes, z. B. durch seelische Einflüsse wie Angst oder Schreck, durch organische Ursachen wie z. B. Verschlüsse im Inneren der Adern, Geschwulste und Narben. Durchblutungsstörungen werden begünstigt durch Nikotingenuß, Hormone (z. B. die Pille), geistigen und emotionalen Streß. Letztere Gründe verursachen häufig Durchblutungsstörungen im Kopfbereich. Es entsteht die sogenannte Hirnleere, die von migräneartigen Kopfschmerzen begleitet sein kann. Um die Ursachen und Symptome definitiv abzuklären und den adäquaten Behandlungsverlauf festzulegen, ist unbedingt ein Arztbesuch erforderlich! Der Behandlungsvorschlag des Arztes kann dann auch mit den folgenden Brennessel-Rezepten sinnvoll begleitet werden:

Behandlung

Brennnesseltee

1 EL frische oder getrocknete Brennesselblätter mit 1 Tasse kochendem Wasser übergießen. 5 Minuten zugedeckt ziehen lassen, abseihen. 3 Tassen täglich trinken.

Brennessel-Bad

4 Handvoll Brennesseln (ganzes Kraut) säubern und zerkleinern. Mit 5 l kaltem Wasser übergießen und 12 Stunden stehen lassen. Dann die Flüssigkeit erwärmen und ins Badewasser abseihen.

Tip:
Auch ein heilsames Fußbad läßt sich auf diese Art zubereiten. Man kann die Brennesselflüssigkeit außerdem für durchblutungsfördernde Ganzkörperwaschungen mit einem Schwamm oder Waschlappen verwenden. Dabei immer von unten nach oben und in Richtung aufs Herz massieren.

Was Sie sonst noch tun können:

- Das Trockenbürsten des ganzen Körpers – von unten nach oben immer in Richtung Herz – wirkt durchblutungsfördernd. Das gleiche gilt für Wechselduschen. Dabei mit warmem Wasser beginnen und die Dusche mit kühlem Wasser beenden.
- Verzichten Sie auf das Rauchen.

Durchfall

Ursachen und Symptome

Durchfälle sind meistens harmlos, wenn auch lästig. Im Sommer treten sie häufiger auf als im Winter. Das hat verschiedene Gründe: Urlaub in fremden Ländern mit ungewohnter Kost, stärkeres Temperaturgefälle zwischen mittäglicher Hitze und Kühle nach Sonnenuntergang, „Kälteschock“ durch Eisgetränke, leichter verderbliche Speisen, mit Bakterien und Viren infizierte Lebensmittel aufgrund mangelnder Hygiene. Mitunter sind Durchfälle von Erbrechen begleitet.

Bei länger anhaltendem oder häufig auftretendem Durchfall sollten Sie unbedingt die Ursache durch den Arzt abklären lassen, denn der Flüssigkeitsverlust kann gefährlich werden!

Behandlung

Brennesselsamen

2 EL Brennesselsamen mit ¼ l Wasser übergießen und 15 bis 20 Minuten köcheln lassen, bis eine leicht schleimige Flüssigkeit entsteht. Durch Kaffeefilterpapier abseihen. Davon 3 kleine Tassen pro Tag trinken.

Was Sie sonst noch tun können:

- Durchfälle führen zu einem erhöhten Salzverlust. Trinken Sie deshalb reichlich Kamillentee, dem Sie etwas Salz hinzufügen.
- Täglich ein Becher Bio-Joghurt, unter den Sie Leinsamenschrot gerührt haben, beruhigt den Darm.
- Brei aus ½ Banane und ½ geriebenem Apfel hat eine ähnliche Wirkung.

Ekzeme

Ursachen und Symptome

Bei dieser häufigsten Hauterkrankung handelt es sich um eine oberflächliche Entzündung der Haut. Dabei kommt es zu Rötungen, Bläschen-, Pustel- und Krustenbildung sowie allgemeinem Nässen. Das Ekzem beschränkt sich nicht auf den Ort des Entstehens, sondern wandert weiter und kann auch dann noch fortbestehen, wenn die äußere Ursache (physikalische oder chemische Reize, Schmarotzer) längst abgeklungen ist. Es kann schmerzhaft sein und ist von lästigem Juckreiz begleitet.

Behandlung

Brennesseltee

1 EL frische oder getrocknete Brennesselblätter mit 1 Tasse kochendem Wasser übergießen, 5 Minuten zugedeckt ziehen lassen. Täglich mindestens 1 l davon trinken.

Brennesselkompressen

Einen starken Brennesseltee herstellen, ein Leinentuch oder ein kleines Frotteehandtuch darin auswringen und auf die betroffene Stelle auflegen. Mehrmals wiederholen.

Brennesselbad

4 Handvoll frische oder getrocknete Brennesselblätter mit 3 l Wasser übergießen, 1 Viertelstunde leicht köcheln lassen, dann ins Badewasser abseihen.

Was Sie sonst noch tun können:

- Bewährt haben sich regelmäßige Kleiebäder. Diese sind als Fertigprodukt in der Apotheke erhältlich.
- Eine ausgewogene Ernährung mit reichlich Vollkornprodukten und Rohkost stärkt die körpereigenen Abwehrkräfte.

Erkältungskrankheiten

Ursachen und Symptome

Erkältungskrankheiten entstehen meist durch Ansteckung, aber auch durch Unterkühlung und Durchnässung. Husten, Schnupfen, Halsschmerzen, allgemeines Unwohlsein, mitunter auch Fieber sind die häufigsten Symptome.

> Wichtig:
> Die Brennessel stärkt die körpereigenen Abwehrkräfte!

Behandlung

Brennesseltee

1 El frische oder getrocknete Brennesselblätter mit 1 Tasse kochendem Wasser übergießen. Zugedeckt 5 Minuten ziehen lassen, abseihen. Nach Geschmack etwas Honig darunterrühren.

Brennessel-Kräutertee

Getrocknete Brennesselblätter und Schafgarbe zu gleichen Teilen mischen. Zubereitung und Anwendung wie beim Brennesseltee.

Brennesselextrakt

Täglich Brennesselextrakt (im Reformhaus und in der Apotheke erhältlich) nach Vorschrift einnehmen.

Was Sie sonst noch tun können:

- Heiße Fußbäder wirken besonders gut gegen Schnupfen. Gießen Sie immer wieder heißes Wasser nach.
- Warme Kopfdampfbäder befreien die Schleimhäute. Als Zusätze eignen sich Teekräuter oder ätherische Öle – vor allem Eukalyptus, Kamille und Pfefferminze.
- Halten Sie Füße und Hals immer warm.
- Stärken Sie Ihre Abwehrkräfte durch Abhärtung (Wechselduschen, Trockenbürsten, Bewegung an frischer Luft) und vitaminreiche Nahrung (Rohkost, Obst und Gemüse, Vollkornprodukte).

Erschöpfung

Ursachen und Symptome

Geistige, körperliche und emotionale Beanspruchung können Ursache für Erschöpfungszustände sein. Diese können aber auch durch langwierige Erkrankungen oder hormonelle Umstellungen hervorgerufen werden. Auch Altersbeschwerden kommen als Ursache in Frage. Symptome sind allgemeine Kraft- und Antriebslosigkeit, Appetitmangel, mitunter auch depressive Verstimmungen.

Behandlung

Brennesseltee

Übergießen Sie 1 EL frische oder getrocknete Brennesselblätter mit 1 Tasse kochendem Wasser. 10 Minuten zugedeckt ziehen lassen, abseihen. Täglich 3 Tassen trinken.

Brennesselsamen

Täglich 1–2 EL Brennesselsamen essen, beispielsweise auf dem Butterbrot, über den Salat oder die Suppe gestreut.

Brennesselwein

2 Handvoll Brennesselsamen mit 1 l weißem Landwein übergießen. Gut verschlossen 1 Woche ziehenlassen, dann durch Kaffeefilterpapier abseihen und in eine Flasche abfüllen. Täglich 2–3 Likörgläschen davon trinken.

Da in den Brennesselsamen neben anderen stimulierenden Substanzen auch Tokopherol (Vitamin E) enthalten ist, sind sie besonders gut für ältere Menschen geeignet, um altersbedingten Beschwerden vorzubeugen.

Vitamin E

Brennesselextrakt

Täglich Brennesselextrakt (im Reformhaus und in der Apotheke erhältlich) nach Vorschrift einnehmen.

Brennessel-Sirup

Im Entsafter mehrere Handvoll frische Brennesselblätter auspressen. Den Saft mit der gleichen Menge Zucker mischen und beides zu einer sirupartigen Masse einkochen lassen (häufig umrühren!). Täglich 3 EL von diesem Sirup nehmen.

Brennesselspinat

Essen Sie mehrmals wöchentlich Brennesselspinat oder ein anderes Brennnesselgericht. Leckere Rezepte dazu finden Sie im Kapitel „Brennnesseln in der Küche".

Was Sie sonst noch tun können:

- Achten Sie auf ausreichenden Schlaf und legen Sie während der Arbeit immer wieder Erholungspausen ein.
- Geruhsame Spaziergänge wirken beruhigend und kräftigend auf Leib und Seele.
- Die Ernährung kann viel zur Überwindung von Erschöpfungszuständen beitragen. Essen Sie reichlich Obst und Gemüse, außerdem Rohkost und Vollkornprodukte.

Gallenleiden

Ursachen und Symptome

Die von der Leber produzierte und in der Gallenblase gespeicherte Gallenflüssigkeit ist von großer Bedeutung für die Verdauung. Störungen in diesem Bereich können deshalb zu schmerzhaften Erkrankungen führen – etwa durch Gallensteine oder durch Entzündungen. Symptome – die häufig nach fettreichen Mahlzeiten auftreten – sind ausstrahlende, mitunter kolikartige Schmerzen im rechten Oberbauch, Übelkeit, Erbrechen, auch leichte Gelbsucht. Bei Beschwerden dieser Art sollte unbedingt der Arzt aufgesucht werden!

Behandlung

Brennesseltee

1 EL frische oder getrocknete Brennesselblätter mit 1 Tasse kochendem Wasser übergießen, 5 Minuten zugedeckt ziehen lassen, abseihen. Täglich morgens und abends eine Tasse davon trinken.

Brennessel-Milch

3 EL frische oder getrocknete Brennesseln in ½l Milch 30 Minuten leicht köcheln lassen, abseihen. Morgens und abends jeweils die Hälfte davon trinken.

Was Sie sonst noch tun können:

- Halten Sie eine Diät, die die Galle schont und deshalb möglichst wenig tierische Fette und andere belastende Nahrungsmittel enthält. Lassen Sie sich von Ihrem Arzt einen entsprechenden Diätplan geben.

Gicht

Ursachen und Symptome

Gicht tritt fast ausschließlich bei Männern auf – am häufigsten um das 40. Lebensjahr. Diese Stoffwechselstörung kommt zu 90% von einer falschen Lebensweise; lediglich bei 10% der Betroffenen ist die Neigung zu Gicht angeboren.

Die Gicht äußert sich in der Entzündung eines Gelenkes – zumeist des Großzehen-Grundgelenkes. Dieses rötet sich und schwillt schmerzhaft an. Ein solcher Anfall kann ohne Behandlung einige Tage, aber auch einige Wochen andauern. Darauf folgt – bis zum nächsten Anfall – eine beschwerdefreie Periode. Im Laufe der Zeit kommt es zu Harnsäureablagerungen in den Gelenken, nach außen erkennbar durch die „Gichtknoten“, die das betroffene Gelenk verformen.

Behandlung

Brennesseltee

1 EL frische oder getrocknete Brennesselblätter mit 1 Tasse kochendem Wasser übergießen, 5 Minuten ziehen lassen, dann abseihen. Täglich 3 Tassen trinken.

Brennessel-Kräutertee

Mischen Sie zu gleichen Teilen getrocknete Brennesselblätter, Löwenzahn und Birkenblätter. Zubereitung und Anwendung wie beim Brennesseltee. Brennesseln, Löwenzahn und Birkenblätter sind altbewährte Heilkräuter bei Gicht.

Brennesselwurzel-Tee

1 Handvoll gesäuberte und zerkleinerte Brennesselwurzeln mit ½l Wasser übergießen. 10 Minuten köcheln lassen, abseihen. Über den Tag verteilt trinken. (Die Wurzeln der Brennesseln wirken besonders harnsäuretreibend.)

Brennesselsaft

Trinken Sie täglich Brennesselsaft (in der Apotheke und im Reformhaus erhältlich) nach Vorschrift.

Brennesselgemüse

Nehmen Sie die Brennessel als Gemüse in Ihren Speiseplan auf. Rezepte dazu finden Sie im Kapitel „Die Brennessel in der Küche".

Brennessel-Bad

4 Handvoll frische oder getrocknete Brennesselblätter mit 1l kochendem Wasser übergießen, 1 Minute ziehen lassen, dann ins Badewasser abseihen.

Was Sie sonst noch tun können:

- Sehr wichtig ist eine Ernährungsumstellung, die bei Gicht oft wahre Wunder wirken kann! Fleisch, Fisch, aber auch Hülsenfrüchte sollten möglichst gemieden werden. Vollkornprodukte und vor allem Rohkost (dies gilt besonders bei akuten Gichtanfällen) sind Heilmittel, die über die Nahrungsaufnahme wirken.

- Meiden Sie Alkohol, weil dieser die Ausscheidung der überschüssigen Harnsäure hemmt.
- Trinken Sie reichlich Mineralwasser.
- Bewegung ist ebenfalls ein wichtiges Heilmittel! Radfahren und Spaziergänge sollten unbedingt in das Behandlungs- und Gesundungsprogramm aufgenommen werden.

Hämorrhoiden

Ursachen und Symptome

Es handelt sich um krampfaderartige Erweiterungen von Blutadern in der Aftergegend. Sie können innerlich und äußerlich auftreten. Meistens ist die Anlage dazu erblich bedingt. Verstärkt werden die Beschwerden durch üppiges Essen, scharfe Gewürze, sitzende Tätigkeit und häufige Verstopfung.

Behandlung

Brennessel-Kräutertee

4 Handvoll Brennesselblätter, 1 Handvoll Königskerze und 1 Handvoll Roßkastanienblätter mit 1 l Wasser übergießen und 10 Minuten köcheln lassen. Abseihen. Morgens nüchtern eine Tasse davon trinken.

Sitzbad

Den Rest des Brennessel-Kräutertees einem Sitzbad zufügen.

Was Sie sonst noch tun können:

- An erster Stelle steht eine ballaststoffreiche Ernährung mit Vollkornprodukten, Gemüse, Salaten und Obst.
- Von besonderer Wichtigkeit ist ein regelmäßiger, nicht zu harter Stuhlgang. Hier hat sich Dörrpflaumensaft (in jedem Reformhaus und in vielen Supermärkten erhältlich) bewährt.
- Achten Sie auf Hygiene, weil sich sonst durch Bakterien offene Hämorrhoiden verschlimmern können. Nach jedem Stuhlgang den After sorgfältig säubern. Außerdem häufig baden oder duschen.
- Vermeiden Sie das Sitzen auf kaltem Metall – beispielsweise auf Geländern, Gartenstühlen usw.

- Besonders hilfreich ist ein Training des Afterschließmuskels. Dazu öfter am Tag den Schließmuskel mehrere Male kräftig zusammenziehen und wieder erschlaffen lassen.

Hautleiden

Ursachen und Symptome

Hauterkrankungen können aus verschiedensten Gründen auftreten. Ursachen können Infektionskrankheiten oder Allergien sein, aber auch Ernährungsfehler (z.B. zu fette Speisen, Mangel an Spurenelementen), umweltbedingte Einflüsse (z.B chemische Stoffe, Strahlungen) und seelische Gründe.

Wichtig:
Bei länger anhaltenden Problemen sollten Sie unbedingt einen Facharzt zur Abklärung der Ursachen aufsuchen!

Behandlung

Brennesselwurzeltee

1 Handvoll zerkleinerte Brennesselwurzeln mit 1 l Wasser übergießen, eine Viertelstunde leicht köcheln lassen. Zugedeckt 10 Minuten ziehen lassen, abseihen. Über den Tag verteilt trinken.

Brennesseltee

1 EL frische oder getrocknete Brennesselblätter mit einer Tasse kochendem Wasser übergießen, zugedeckt 10 Minuten ziehen lassen, abseihen. Morgens und abends eine Tasse davon trinken.

Brennesselkräutertee

Brennesselblätter, Melisse, Salbei und Birkenblätter mischen. Zubereitung und Anwendung wie beim Brennesseltee. (Durch den Tee wird auch der mit Hautleiden oft einhergehende Juckreiz gelindert.)

Brennesselbad

4 Handvoll frische oder getrocknete Brennesselblätter mit 3 l Wasser übergießen und ¼ Stunde köcheln lassen. Dann ins Badewasser abseihen.

Was Sie sonst noch tun können:

- Voraussetzung zur Heilung sowie zur Vorbeugung ist eine fettarme Ernährung mit reichlich Obst, Gemüse, Rohkost und Vollkornprodukten.
- Zur Abhärtung eignen sich Wechselduschen, Trockenbürsten und die regelmäßige Massage mit einem guten Hautfunktionsöl.
- Achten Sie auf ausreichende Bewegung an der frischen Luft.
- Entspannungstechniken wie Yoga oder Autogenes Training helfen bei der Aufarbeitung seelischer Probleme, die oft Auslöser von Hautleiden sind.

Heuschnupfen

Ursachen und Symptome

Wie der Name sagt, handelt es sich beim Heuschnupfen um eine Überempfindlichkeit gegen Blütenstaub. Neben dem typischen Fließschnupfen mit Verschwellung der Nase (die bis zur Luftundurchgängigkeit führen kann) kann es noch zu Bindehautkatarrh der Augen mit reichlichem Tränenfluß kommen. Manchmal ist der Heuschnupfen von asthmatischen Zuständen begleitet. Die ersten Erscheinungen können bereits im März auftreten, wenn Weiden und Haselnußbäume blühen. Am häufigsten wird Heuschnupfen zur Zeit der Gräser- und Getreideblüte beobachtet.

Behandlung

Brennesseltee

1 EL frische oder getrocknete Brennesselblätter mit 1 Tasse kochendem Wasser übergießen, 5 Minuten zugedeckt ziehen lassen, abseihen. Täglich 3 Tassen davon trinken.

Brennesselwurzel-Tee

2 EL zerkleinerte Brennesselwurzeln mit ½ l Wasser übergießen. Eine Viertelstunde sanft köcheln lassen, abseihen. Täglich 3 Tassen trinken.

Was Sie sonst noch tun können:

- In vielen Fällen hilft eine Hyposensibilisierung gegen die den Heuschnupfen auslösenden Blütenpollen. Fragen Sie Ihren Arzt danach!

- Wichtig ist eine allgemeine Abhärtung, die allerdings schon im Winter beginnen sollte. Dazu gehören Wechselduschen, Trockenbürsten, Bewegung an frischer Luft, Ernährung mit hohem Rohkostanteil, wenn möglich auch gelegentliche Fastentage.

Hühneraugen (Clavus)

Ursachen und Symptome

Bei Hühneraugen handelt es sich um eine Verdickung der Hornhaut von Hautpartien, die einen Knochen überziehen. Das Hühnerauge bildet sich unter wiederholter Druckeinwirkung und erstreckt sich zapfenförmig in die Tiefe, wodurch es infolge der Reizung der nervenreichen Knochenhaut sehr schmerzhaft sein kann. Am häufigsten treten Hühneraugen an der Oberseite der Zehen oder an den Fußstützpunkten der Sohle auf. Sie werden meist durch zu enge Schuhe und/oder Fußverformung verursacht.

Behandlung

Fußbad

4 Handvoll Brennesseln (ganzes Kraut) tagsüber in 5 l kaltem Wasser einweichen. Abends die Flüssigkeit mit den Kräutern anwärmen und die Füße 20 Minuten lang darin baden.

Brennesselwurzel-Tinktur

2 Handvoll Brennesselwurzeln säubern und zerkleinern, mit 100 ml 70%igem Alkohol übergießen und in einem gut verschließbaren Glas 14 Tage an einem warmen, sonnigen Ort (Fensterbank, Ofennähe) ziehen lassen. Dabei immer wieder leicht schütteln. Durch ein Kaffeefilterpapier abseihen und in eine Flasche abfüllen. Mit dieser Tinktur mehrmals täglich das Hühnerauge betupfen. Über Nacht kann man auch eine Mullkompresse, die mit der Tinktur getränkt wurde, auf das Hühnerauge legen (mit Heftpflaster befestigen!).

Was Sie sonst noch tun können:

- Achten Sie unbedingt auf Schuhwerk, das nicht drückt, und wechseln Sie mehrmals täglich die Schuhe.

Husten

Ursachen und Symptome

Husten ist im Grunde keine Erkrankung für sich, sondern kann Symptom für verschiedene Krankheiten sein – meistens für Erkältungen und grippale Infekte. Beim Husten sind die Schleimhäute geschwollen und sondern vermehrt Schleim ab. Die kleinen Flimmerhärchen, die diesen Schleim normalerweise aus den Atemwegen heraustransportieren, sind durch die Erkältung geschwächt. Dadurch sind die Luftwege eingeengt und müssen durch kräftige Hustenstöße für die Atmung freigemacht werden. Sind Flimmerhärchen und Schleimhäute durch häufige Erkältungen angegriffen, können sie die Krankheitskeime nicht mehr abwehren.

Behandlung

Brennesseltee

1 EL frische oder getrocknete Brennesselblätter mit 1 Tasse kochendem Wasser übergießen, 5 Minuten zugedeckt ziehen lassen, abseihen. Nach Geschmack mit etwas Honig süßen. Täglich 3 Tassen davon trinken.

Was Sie sonst noch tun können:

- Bei heftigem Husten – vor allem, wenn er von Fieber begleitet ist – empfehlen sich Brustwickel. Dazu wird ein Küchenhandtuch in kaltem Wasser ausgewrungen und auf die Brust gelegt. Darüber kommt ein Frotteetuch, und das Ganze wird mit einem Wollschal fixiert.
- Immer wieder einen Löffel Honig nehmen. Die antibakteriell wirkenden Bestandteile des Honigs unterstützen die körpereigenen Abwehrkräfte.
- Sehr wichtig sind Vorbeugungsmaßnahmen wie Abhärtung des Körpers (etwa durch Wechselduschen, Bürstenmassage, viel Bewegung im Freien) und eine ausgewogene, rohkostreiche Ernährung.

Insektenstiche

Ursachen und Symptome

Insektenstiche sind nicht nur lästig – durch Aufkratzen kann es auch leicht zu Infektionen kommen.

Behandlung

Brennesselspiritus

2 Handvoll frische Brennesseln säubern und zerkleinern. Mit 100 ml 70%igem Alkohol übergießen und in einem gut verschlossenen Glas 14 Tage an einem warmen Ort (Fensterbank, Ofennähe) ziehen lassen. Dabei immer wieder einmal leicht schütteln. Durch ein Filterpapier abseihen und in eine Flasche abfüllen. Die Einstichstelle mit dem Brennesselspiritus betupfen.

Was Sie sonst noch tun können:

- Betupfen Sie die Einstichstelle mit einigen Tropfen Teebaumöl (in der Apotheke erhältlich). Wenn Sie einige Tropfen davon auf Ihre Kleidung oder auf das Kopfkissen geben, wehrt der Geruch Insekten ab.
- In der freien Natur etwas Wegerich zwischen den Fingern zerreiben und auf die Einstichstelle legen.
- Bei Anschwellen und Juckreiz ist Kühlung wichtig. Deshalb ein sauberes, feuchtes Tuch (eventuell mit Eiswürfeln) auf die Einstichstelle legen.

Ischias (Hüftweh)

Ursachen und Symptome

Dabei handelt es sich um anfallsweise, meist einseitig auftretende oder längere Zeit anhaltende Schmerzen im Ausbreitungsbereich des großen Hüftnervs (Ischiasnerv). Sie gehen vom Kreuz oder Gesäß in die Rückseite des Beins und strahlen über die Kniekehle bis in die Ferse aus. Die Beschwerden verstärken sich durch Temperatureinflüsse und Erschütterungen. Häufigste Ursache sind Bandscheibenschäden.

Wichtig:
Bei starken Schmerzen oder bei Lähmungserscheinungen unbedingt den Arzt aufsuchen – möglicherweise ist ein Nerv eingeklemmt.

Behandlung

Brennessel-Extrakt

Täglich Brennessel-Extrakt (im Reformhaus und in der Apotheke erhältlich) nach Vorschrift einnehmen.

Urtikation

Pflücken Sie einige Stengel Brennesseln und schlagen Sie damit sanft die schmerzenden Stellen. Anschließend die leicht gerötete Hautstelle einpudern – am besten mit einem Kinderpuder.

Brennhärchen

Die feinen Brennhärchen der Nessel enthalten Stoffe, die die körpereigenen entzündungsfördernden Substanzen aktivieren und unterstützen. Es wird quasi eine „künstliche" Entzündung erzeugt, die die Durchblutung der Haut und reflektorisch der dazugehörigen Muskeln aktiviert.

Was Sie sonst noch tun können:

- Wichtig ist Ruhigstellung und Wärme – also am besten ins Bett legen.
- Achten Sie auf eine rohkostreiche Ernährung und auf regelmäßigen Stuhlgang.
- Zur Vorbeugung vor allem bei naßkaltem Wetter den Beckenbereich warmhalten (beispielsweise durch Angorawäsche).

Kehlkopfentzündung (Laryngitis)

Ursachen und Symptome

Zu einer Entzündung der Kehlkopfschleimhaut kann es beispielsweise durch Infekte der oberen Luftwege, Überbeanspruchung der Stimmbänder, Reizung durch Kälte, Staub oder Gase oder durch eine Behinderung der Nasenatmung kommen. Charakteristische Symptome sind Brennen und Kitzeln im Hals, eine heisere und belegte Stimme, außerdem Husten und Auswurf.

Behandlung

Brennesseltee

1 EL frische oder getrocknete Brennesselblätter mit 1 Tasse kochendem Wasser übergießen, 5 Minuten zugedeckt ziehen lassen, abseihen. Nach Geschmack mit etwas Honig süßen. Täglich 3 Tassen davon trinken.

Was Sie sonst noch tun können:

- Schonen Sie Ihre Stimmbänder! Auch nicht flüstern, denn dies ist anstrengender als leises Sprechen.
- Verzichten Sie auf das Rauchen. Auch Alkohol ist wegen der ätzenden Wirkung zu vermeiden.

Konzentrationsschwäche

Ursachen und Symptome

Körperliche, geistige und emotionale Überbeanspruchung, aber auch ernsthafte Erkrankungen können die Ursache für Konzentrationsstörungen sein. Diese äußern sich in Unruhe, Vergeßlichkeit, mangelnder Kreativität.

Behandlung

Brennesselöl

2 Handvoll frische oder getrocknete Brennesselblätter mit 200 ml reinem Pflanzenöl (z.B. Walnuß-, Oliven-, Avocadoöl – alles in der Apotheke erhältlich) übergießen. In einem gut verschließbaren Glas 1 Woche an einem warmen oder sonnigen Platz (Fensterbank, Ofennähe) ziehen lassen. Dabei immer wieder leicht schütteln. Durch ein Mulltuch abseihen, in ein Fläschchen abfüllen. Kühl und dunkel lagern, vor Gebrauch schütteln. Das Öl regelmäßig auf Stirn und Schläfen auftragen.

Tip:
Dieses Rezept wird von Hildegard von Bingen empfohlen.

Brennesseltee

1 EL frische oder getrocknete Brennesselblätter mit 1 Tasse kochendem Wasser übergießen, 5 Minuten zugedeckt ziehen lassen, abseihen. Täglich 3 Tassen trinken.

Brennesselsaft

Täglich Brennesselsaft (aus dem Reformhaus oder aus der Apotheke) nach Vorschrift einnehmen.

Brennesselsamen

Täglich 1–2 EL Brennesselsamen einnehmen – entweder aufs Butterbrot oder über Salate und Suppen streuen. Das in Brennesselsamen reichlich vorhandene Tokopherol (Vitamin E) beugt vor allem Erschöpfungszuständen vor.

Was Sie sonst noch tun können:

- Sorgen Sie möglichst für optimale Arbeitsbedingungen, wenn Sie eine Aufgabe durchzuführen haben, die Konzentration erfordert: den Anrufbeantworter einschalten, die Türklingel abstellen, die Arbeitszimmertür schließen und notfalls ein „Bitte nicht stören"-Schild davorhängen.
- Oft helfen frische Luft und etwas Bewegung, um sich danach um so besser konzentrieren zu können.
- Auch Meditationstechniken wie Yoga und Autogenes Training können durch ihren entspannenden Effekt zu besserer Konzentration verhelfen.

Kopfschmerzen

Ursachen und Symptome

Kopfschmerzen können in verschiedenster Form und Stärke auftreten und unterschiedlich lang andauern. Ebenso können sie die verschiedensten Ursachen haben: Überarbeitung, Verspannungen der Nackenmuskulatur, Sehstörungen, Hormonschwankungen, Erkrankungen, die nicht unbedingt ausschließlich den Kopfbereich betreffen müssen.

Wichtig:
Bei heftigen, länger anhaltenden oder oft auftretenden Kopfschmerzen sollte unbedingt ein Arzt aufgesucht werden.

Behandlung

Brennesseltee

1 TL frische oder getrocknete Brennesseln mit 1 Tasse kochendem Wasser übergießen, 1 Minute ziehen lassen, abseihen. Täglich 6 – 8 Tassen davon trinken.

Was Sie sonst noch tun können:

- Bei leichteren Kopfschmerzen helfen Unterarmbäder in kaltem Wasser.
- Beim Autogenen Training gibt es eine Übung zur „Stirnkühlung", die bei

leichten Kopfschmerzen sehr wirksam sein kann. Dazu entspannt hinsetzen oder hinlegen. Tief und ruhig atmen. Dabei folgende Vorsatzformel denken: „Meine Stirn ist angenehm kühl".

Krampfadern

Ursachen und Symptome

Krampfadern sind erweiterte Venen, besonders an den Beinen. Sie sind Anzeichen einer Venenschwäche oder -schädigung, bei der das venöse Blut nicht mehr problemlos zum Herzen befördert wird. Symptome sind Krampfschmerzen beim Gehen und vor allem beim Stehen. Die anhaltende Durchblutungsstörung führt zum Anschwellen der Beine, zu Verkrampfungen in der Beinmuskulatur, zum örtlichen Absterben von Gewebe in Form des Krampfadergeschwürs, zu Ausschlag und bräunlicher Verfärbung. Ursachen sind neben erblicher Veranlagung und beruflicher Überbelastung (langes Sitzen oder Stehen) oft eine zu eiweißreiche Ernährung, zu enge Kleidung (Strumpfbänder, Korsetts, enge Jeans, einschnürende Socken), starkes Übergewicht, chronische Verstopfung oder eine Senkung der Unterleibsorgane.

Behandlung

Brennessel-Massage

Übergießen Sie 1 EL Brennesselblüten mit 1 Tasse kochendem Wasser. 5 Minuten zugedeckt ziehen lassen, dann abseihen. Ein großes Taschentuch in der Flüssigkeit ausdrücken und die Beine von unten nach oben sehr sanft damit massieren.

Was Sie sonst noch tun können:

- Cremen Sie die betroffenen Stellen täglich sanft mit einer Roßkastaniensalbe (in der Apotheke erhältlich) ein.
- Legen Sie öfters die Beine hoch: beim Lesen oder Fernsehen. Auch beim Schlafen sollten die Beine hochgelagert werden.

Leberleiden

Ursachen und Symptome

Zu den wichtigsten Funktionen der Leber gehört die Entgiftung des Blutes. Sie greift aber auch regulierend in fast alle Stoffwechselvorgänge ein. Deshalb kann eine Erkrankung der Leber den ganzen Körper stark beeinträchtigen. Lebererkrankungen sind sehr verschiedenartig. Oft ist übermäßiger Alkoholkonsum die Ursache, mitunter spielen Infektionskrankheiten eine Rolle, sehr oft ist eine falsche und deshalb belastende Ernährung der Auslöser. Am häufigsten werden folgende Leberkrankheiten festgestellt: die Infektiöse Hepatitis (z.B. Hepatitis B und C), die ernährungs-, alkohol- und medikamentenbedingte Fettleber und, in der Folge, die Leberzirrhose. Seltener sind Leberschrumpfung oder Lebervergrößerung.
Die Brennessel gilt von altersher als wirksames Lebertonikum.

Behandlung

Brennesseltee

1 EL frische oder getrocknete Brennesselblätter mit 1 Tasse kochendem Wasser übergießen, 5 Minuten zugedeckt ziehen lassen, abseihen. Täglich morgens und abends eine Tasse davon trinken.

Brennessel-Milch

3 EL frische oder getrocknete Brennesselblätter in ½l Milch 30 Minuten leicht köcheln lassen, abseihen. Jeweils die Hälfte der Milch morgens und abends trinken.

Was Sie sonst noch tun können:

- Meiden Sie Alkohol (daher die Brennessel bei Lebererkrankungen nicht als alkoholischen Extrakt anwenden!).
- Essen Sie viel Quark und andere Sauermilchprodukte.
- Ein Tee aus Mariendistel steigert die Syntheseleistung der Leber.
- Lezithin unterstützt bei „Verfettung."
- Bei Hepatitis ist Zink, Selen und Vitamin C sehr hilfreich.

Magenbeschwerden

Ursachen und Symptome

Magenbeschwerden können sehr unterschiedliche Ursachen haben. Sie können seelischer Natur sein („etwas schlägt uns auf den Magen"), oft liegt die Ursache in falscher oder zu üppiger Ernährung. Aber auch verschiedene Krankheiten können als Symptom Magenbeschwerden aufweisen. Bei Magenkrämpfen, Koliken und anderen schwerwiegenden Fällen unbedingt den Arzt aufsuchen!

Behandlung

Brennessel-Kräutertee

Mischen Sie getrocknete Brennesselblätter zu gleichen Teilen mit Ringelblume, Schafgarbe oder Thymian. 1 EL davon mit 1 Tasse kochendem Wasser übergießen, zugedeckt 5 Minuten ziehen lassen, abseihen. 3 Tassen pro Tag trinken.

Tip:
All diese Kräuter wirken krampflösend.

Was Sie sonst noch tun können:

- Die Magengegend warm halten – etwa mit einer Leibbinde aus Angora oder einer Wärmflasche.
- Cuprum-metallicum-Salbe auf die Magengegend auftragen. Sie erhalten diese Salbe in der Apotheke.

Menstruationsbeschwerden

Ursachen und Symptome

Oft ist die monatliche Blutung sehr heftig, zudem mit krampfartigen Bauchschmerzen, Rückenschmerzen und Kopfweh verbunden. Dies kann seine Gründe in einer körperlichen, geistigen oder seelischen Überbelastung haben, kann aber auch ein Hinweis auf eine Erkrankung sein. Deshalb die Ursachen unbedingt mit dem Frauenarzt abklären!

Behandlung

Brennesseltee

1 EL frische oder getrocknete Brennesselblätter mit 1 Tasse kochendem Wasser übergießen, 10 Minuten zugedeckt ziehen lassen, abseihen. Täglich 3 Tassen davon trinken.

Was Sie sonst noch tun können:

Tip:
Brennesseln wirken blutstillend, sind also besonders bei starken Menstruationsblutungen geeignet. Sie wirken sie krampflösend und können so die Schmerzen lindern.

- Wärme wirkt krampflösend, schmerzlindernd und beruhigend. Am besten eine Wärmflasche auf den Unterleib legen.
- Entspannende Bäder haben ebenfalls eine schmerzlindernde Wirkung.
- Spaziergänge oder leichte sportliche Betätigung (beispielsweise Radfahren) tun dem Körper und der Seele gleichermaßen wohl.

Milzerkrankungen

Ursachen und Symptome

Die Milz ist nicht nur ein wichtiges Verdauungsorgan - sie spielt auch eine wichtige Rolle bei der Immunabwehr des Körpers. Bei schweren Infektionskrankheiten kann sie infolge der erhöhten Beanspruchung schmerzhaft anschwellen. Aber auch eine falsche und zu üppige Ernährung kann eine Rolle spielen.

Behandlung

Brennesseltee

1 EL frische oder getrocknete Brennesselblätter mit 1 Tasse kochendem Wasser übergießen, 5 Minuten zugedeckt ziehenlassen, abseihen. Täglich 3 Tassen davon trinken.

Was Sie sonst noch tun können:

- Vermeiden Sie fette Speisen und nehmen Sie statt dessen vermehrt Rohkost und Vollkornprodukte in Ihren Speisezettel auf.

Mundfäule (Stomatitis)

Ursachen und Symptome

Mundentzündungen können sehr verschiedene Formen und Ursachen haben. Sie können ausgelöst werden durch kranke Zähne, mangelhafte Mundpflege oder auch übermäßiges Rauchen. Bei einfachen Formen kommt es zu einer schmerzhaften Rötung der Schleimhäute, bei schwereren Formen bilden sich schmerzhafte Geschwüre. Diese müssen unbedingt vom Arzt behandelt werden.

Behandlung

Brennesseltee

1 EL frische oder getrocknete Brennesselblätter mit 1 Tasse kochendem Wasser übergießen, zugedeckt 5 Minuten ziehen lassen, abseihen. Täglich 3 Tassen trinken, dabei den Tee vor dem Herunterschlucken einige Zeit im Mund bewegen.

Brennessel-Dampfbad

2 EL frische oder getrocknete Brennesselblätter in eine hohe Schüssel geben und mit kochendem Wasser übergießen. Die aufsteigenden Dämpfe durch den Mund einatmen. Mehrmals täglich wiederholen.

Was Sie sonst noch tun können:

- Stellen Sie das Rauchen ein. Verzichten Sie wegen der ätzenden Wirkung auch auf Alkohol.
- Lassen Sie Ihre Zähne kontrollieren.

Nagelpilz (Paronychia)

Ursachen und Symptome

Durch Pilzbefall kommt es zu einer Infektion an Fuß- und Fingernägeln. Diese wird häufig durch den Kontakt mit scharfen Reinigungsmitteln begünstigt. An den betroffenen Stellen sind die Nägel äußerst druckempfindlich. Die Nagelhaut unter der Hornhaut entzündet sich, der gesamte Nagel rötet sich und wird rissig. Manchmal kommt es zur Verdickung des Nagels an einer Stelle, die sich dann ausweitet. In schlimmen Fällen bricht er auf, wellt sich, fällt aus oder muß vom Arzt gezogen werden.

Behandlung

Brennesseltee

1 EL frische oder getrocknete Brennesselblätter mit 1 Tasse kochendem Wasser übergießen. Zugedeckt 5 Minuten ziehen lassen, abseihen. Täglich 3 Tassen davon trinken.

Hand- oder Fußbad

2 Handvoll Brennesseln (ganzes Kraut) mit 5 l kaltem Wasser übergießen, 12 Stunden ziehen lassen. Dann mit dem Kraut erwärmen und Hände oder Füße ausgiebig darin baden.

Brennesseltinktur

2 Handvoll Brennesselwurzeln reinigen, zerkleinern und mit 100 ml 70 %igem Alkohol übergießen. 14 Tage in einem gut verschließbaren Glas an einem warmen, sonnigen Platz (Fensterbank, Ofennähe) ziehenlassen, dabei immer wieder etwas schütteln. Durch ein Kaffeefilterpapier abseihen und in eine Flasche abfüllen. Die vom Pilz betroffenen Nägel täglich mehrmals mit der Tinktur betupfen.

Was Sie sonst noch tun können:

- Massieren Sie 3mal täglich einige Tropfen Teebaumöl (in der Apotheke erhältlich) ins Nagelbett ein. Wiederholen, bis die Infektion abklingt.

Teebaumöl

Teebaumöl ist wegen seiner antibakteriellen und fungiziden (pilzbekämpfenden) Eigenschaften ein äußerst wirkungsvolles Mittel zur Bekämpfung von Nagelpilz.

Nasenbluten

Ursachen und Symptome

Nasenbluten, das durch äußere Einwirkung (Stöße, Schläge usw.) entsteht, ist im allgemeinen harmlos und geht von selbst vorüber. Bei manchen Menschen sind die Wände der Blutgefäße besonders leicht verletzbar, hier kommt es schnell zu Nasenbluten.

Wichtig:
Wenn Nasenbluten häufiger ohne äußeren Grund auftritt, kann dies ein Zeichen für Bluthochdruck oder Blutgerinnungsstörungen sein. In diesem Fall unbedingt den Arzt aufsuchen!

Behandlung

Brennesseltee

1 EL frische oder getrocknete Brennesselblätter mit 1 Tasse kochendem Wasser übergießen. Zugedeckt 5 Minuten ziehen lassen, dann abseihen. Drei Tassen täglich trinken.

Brennesseltamponade

Geben Sie etwas frisch gepreßten Brennesselsaft auf einen Wattebausch und führen Sie diesen in das Nasenloch ein.

Die Brennessel ist seit alters her wegen ihrer blutstillenden Eigenschaften bekannt.

Blutstillung

Was Sie sonst noch tun können:

- Bei Nasenbluten den Kopf nicht nach hinten legen – dadurch läuft das Blut in den Hals. Beugen Sie sich lieber über ein Waschbecken und lassen das Blut ausfließen. Eine kalte Nackenkompresse kann zur schnelleren Blutstillung hilfreich sein.
- Ein kleines Stückchen Papier von der Küchenrolle (auch Toilettenpapier ist geeignet), unter die Zunge gelegt, kann in den meisten Fällen das Nasenbluten innerhalb kürzester Zeit beenden. Niemand kennt den Grund dafür, aber – es funktioniert.

Nervenschmerzen

Ursachen und Symptome

Es können anfallartig Schmerzen von unterschiedlicher Heftigkeit auftreten, außerdem Kribbeln, Taubheit und Lähmungserscheinungen in bestimmten Bereichen. Die Ursachen sind vielfältiger Art, die Symptome können Anzeichen für eine Nervenentzündung sein.

Behandlung

Brennesselspiritus

2 Handvoll frische Brennesselpflanzen säubern und zerkleinern. Mit 100 ml 70%igem Alkohol übergießen. In einem gut verschließbaren Gefäß 2 Wochen an einem warmen oder sonnigen Platz stehen lassen, dabei immer wieder etwas schütteln. Durch Kaffeefilterpapier abseihen und in eine Flasche geben. Bei einem Anfall die betroffene Stelle damit einreiben.

Was Sie sonst noch tun können:

- Bei einer Nervenentzündung sind Ruhe und Wärme ein wichtiger Bestandteil der Behandlung.
- Für längere Zeit sollte die Ernährung hauptsächlich aus Rohkost bestehen.

Nesselausschlag (Urtikaria)

Ursachen und Symptome

Die deutsche wie auch die lateinische Bezeichnung dieser Krankheit deuten darauf hin, daß die Hauterscheinungen einem durch Brennesseln verursachten Ausschlag gleichen. Sie bestehen aus rötlichen Hauterhebungen mit einem weißlichen Zentrum. Dabei reagiert die Haut auf Histamine, wie sie in winzigen Mengen auch in der Brennessel enthalten sind.

Behandlung

Brennessseltee 1

1 EL frische oder getrocknete Brennesselblätter mit 1 Tasse kochendem Wasser übergießen, 5 Minuten ziehen lassen, abseihen. 3 Tassen täglich trinken.

Histamine

Histamine sind Gewebshormone, die besonders reichlich in Haut, Muskulatur und Lunge gespeichert sind. Sie bewirken die Kontraktion verschiedener glatter Muskeln, außerdem eine Erweiterung der Blutgefäße der Haut. Sie regen außerdem die Absonderung von Magensaft und die Darmbewegungen an. Eine vermehrte Ausschüttung erfolgt bei allergischen Reaktionen, starker Sonnenbestrahlung, Verbrennungen und anderen Gewebszerstörungen. Dabei kommt es in den betroffenen Hautpartien zu verstärkter Durchblutung, die sich auf der Haut durch intensive Rötung bemerkbar macht.

Brennesseltee 2

1 EL getrocknete Brennesselwurzeln zerkleinern und mit ¼ l Wasser übergießen. Eine Viertelstunde köcheln lassen, abseihen. 3 Tassen täglich trinken.

Homöopathische Behandlung

Urtica-Urtinktur nach Verordnung des Arztes einnehmen (meistens 5–10 Tropfen alle 3 Stunden).

Brennesselbad

Übergießen Sie 2 Handvoll getrocknete Brennesselblätter mit 1 l Wasser. Eine Viertelstunde köcheln lassen, ins Badewasser abseihen.

Wichtig:
Die Badewanne anschließend gut reinigen – Brennesseln färben ziemlich stark!

Was Sie sonst noch tun können:

- Wichtig ist die gute Durchspülung von Nieren und Blase. Trinken Sie pro Tag mindestens 3 l Flüssigkeit – am besten in Form von kohlensäurearmem Mineralwasser und Kräutertee.

Nierenleiden

Ursachen und Symptome

Die häufigsten Erkrankungen der Niere sind wohl die Entzündungen des Nierengewebes. Diese treten oft als Folgekrankheit auf, beispielsweise nach einer Erkältung oder Mandelentzündung oder auch bei Infektionskrank-

heiten wie Scharlach. Symptome sind Wasseransammlungen im Körpergewebe (anfangs vor allem in den Augenlidern), Müdigkeit, Kopfschmerzen und Fieber. Der Urin ist meistens dunkel gefärbt.
Eine andere Nierenerkrankung ist die Nierenbeckenentzündung, die durch Bakterien verursacht wird. Symptome sind plötzliche Übelkeit, hohes Fieber, Schüttelfrost, Kopfweh und Schmerzen in der Nierengegend. Der Urin ist trüb.
Nierensteine verursachen in vielen Fällen keine Beschwerden, selbst wenn sie recht groß sind. Entsteht allerdings ein Harnstau in der Niere, kann es zu Schmerzen kommen, die von der Niere bis zur Blase und zur Lende ausstrahlen.

Behandlung

Brennesseltee

2 Handvoll frische oder getrocknete Brennesselblätter mit ¼ l Wasser übergießen. 5 Minuten köcheln lassen, abseihen. Täglich 3 Tassen davon trinken.

Brennesseltinktur

2 Handvoll frische Brennesselblätter mit ¼ l gutem Kornschnaps oder Wodka übergießen. In einem gut verschließbaren Glas an einem warmen oder sonnigen Ort (Fensterbank oder Ofennähe) ziehen lassen, dabei immer wieder einmal leicht schütteln. Durch Kaffeefilterpapier abseihen und in eine Flasche abfüllen. Täglich 2mal einige Tropfen davon auf einem Stückchen Würfelzucker oder in etwas Flüssigkeit einnehmen.

Tip:
Brennesseln wirken entwässernd und spülen dadurch die Nieren gut durch.

Was Sie sonst noch tun können:

- Die Nieren sollten warm gehalten werden. Dies gilt besonders dann, wenn eine Erkrankung vorliegt oder eine Anfälligkeit besteht. Tragen Sie deshalb entsprechende Unterwäsche (z.B. aus Angorawolle).

Osteoporose

Ursachen und Symptome

Zwischen 4 und 8 Millionen Bundesbürger – davon 80% Frauen – leiden an dieser auch „Knochenschwund“ genannten Verminderung der Knochensubstanz und Knochenstruktur. Im Grunde handelt es sich dabei um einen ganz normalen Vorgang. Denn ab etwa dem 35. Lebensjahr läßt die Festigkeit unserer Knochen langsam nach. Pro Jahr verlieren die Knochen ca. 1–1,5% ihrer Masse, allerdings ohne daß es dadurch zu gesundheitlichen Problemen kommt. Gefährlich wird es erst dann, wenn die Knochen noch stärker abbauen oder wenn sie schon zu Beginn dieses natürlichen Alterungsprozesses „morsch“ sind. Bei einer Osteoporose trifft häufig beides zusammen. Sie ist fast immer das Ergebnis einer über Jahre andauernden schleichenden Entwicklung, an der mehrere Faktoren beteiligt sind.

Falsche Ernährung ist zwar die häufigste, aber nicht die einzige Ursache der Osteoporose. Auch erbliche Veranlagung, Kalziummangel, Nikotin-, Kaffee- und Alkoholgenuß sowie Hormonstörungen, insbesondere aber Bewegungsmangel können eine Rolle spielen. Das erste sichtbare Anzeichen einer Osteoporose ist der Rundrücken – früher „Witwenbuckel“ genannt. Er entsteht, wenn die Wirbelkörper der Wirbelsäule ihre Knochensubstanz verlieren. Sie sinken regelrecht zusammen – ein Vorgang, der starke Rückenschmerzen verursacht. Noch frühere Anzeichen sind leichte Rückenschmerzen, die im Laufe der Zeit immer stärker werden. Manche Frauen stellen auch fest, daß sie „schrumpfen“. Später werden dann auch die Röhrenknochen, also die tragenden Knochen des Skeletts, porös. Das Resultat ist erhöhte Bruchgefahr, vor allem für die Oberschenkelhals- und die Unterarmknochen.

> **Tip:**
> Die Brennesselsamen enthalten Substanzen, die ähnlich wie das weibliche Hormon Östrogen wirken. So kann der Osteoporose auf natürliche Art entgegengewirkt werden.

Behandlung

Brennesselsamen

Streuen Sie täglich mindestens einmal eine Prise Brennesselsamen über Ihre Mahlzeiten.

Was Sie sonst noch tun können:

- Machen Sie täglich einen Spaziergang, bei dem Sie auch immer wieder einmal kräftig ausschreiten.
- Essen Sie möglichst häufig kalziumreiche Kost (Kalzium ist wichtig für den Aufbau und Erhalt der Knochen), beispielsweise Joghurt, Quark, Käse, Buttermilch, Karotten, Walnüsse und Fisch.

Prämenstruelles Syndrom (PMS)

Ursachen und Symptome

Über 50 verschiedene Symptome haben Ärzte und Psychologen an diesen „Tagen vor den Tagen“ diagnostiziert. Am häufigsten treten auf: Aggressionen, Depressionen, Anfälle von Freßlust, Schlaflosigkeit, Müdigkeit, Gewichtszunahme, Migräne, Brustspannen, Schmerzen im Unterleib. Das PMS wird ausgelöst durch den hohen Hormonspiegel (Progesteron und Östrogen), der der Monatsblutung vorausgeht. Die Brennessel regt die Lebertätigkeit an, wodurch vor allem das Östrogen schneller abgebaut werden kann.

Behandlung

Brennesseltee

1 EL frische oder getrocknete Brennesselblätter mit 1 Tasse kochendem Wasser übergießen. Zugedeckt 10 Minuten ziehen lassen, abseihen. Täglich 3 Tassen trinken.

Was Sie sonst noch tun können:

- Bewegung – vor allem an frischer Luft – lindert die Symptome. So lockert Schwimmen nicht nur die Muskulatur, sondern hebt auch die Stimmung. Das gleiche gilt fürs Joggen, Radfahren und Tennisspielen. Auch ein flotter Spaziergang hat diese positive Wirkung.
- Positiv wirken auch Entspannungsübungen, beispielsweise Yoga, Autogenes Training, Meditation.
- Gegen Krämpfe und Verspannungen im Unterleib ist Wärme das Beste. Oft hilft schon eine Wärmflasche oder ein warmes Bad. Auch Magnesium ist sehr hilfreich. Nehmen Sie es in hoher Dosierung (300-600 mg) und beginnen Sie bereits 10 Tage vor Ihrer Periode.

- Bei Spannungsgefühlen in der Brust hilft Kälte am besten. Legen Sie feuchtkalte Tücher auf den Busen oder brausen Sie ihn in kreisenden Bewegungen kalt ab.

Prostataleiden

Ursachen und Symptome

Das häufigste Prostataleiden (Prostatahyperplasie) entsteht durch eine gutartige Wucherung des Gewebes. Dadurch wird der Harnfluß behindert, mitunter sogar ganz unterbrochen. Unbehandelt entsteht ein immer stärkerer Harnrückstau, der sich zunächst durch häufigeres, nächtliches Wasserlassen und ständigen Harndrang bemerkbar macht. Wenn Restharn in der Blase verbleibt, kommt es häufig zu Blaseninfektionen mit eitereregenden Bakterien. Später kann sich ein Rückstau in der Niere bilden, der zu schwerwiegenden Nierenleiden führt.

> Tip:
> Brennesselextrakt lindert den nächtlichen Harndrang.

Etwa 80% aller Männer über 60 Jahre leiden unter einer Hyperplasie (Vergrößerung) der Prostata. In der Hälfte aller Fälle allerdings treten keine Symptome auf. Bei rund 40% stellen sich früher oder später Zeichen einer Harnflußbehinderung ein.

Behandlung

Brennesseltee

1 EL frische oder getrocknete Brennesselblätter mit 1 Tasse kochendem Wasser übergießen. Zugedeckt 10 Minuten ziehen lassen, abseihen. Täglich 3 Tassen trinken.

Brennesselextrakt

Täglich Brennesselextrakt (im Reformhaus und in der Apotheke erhältlich) nach Vorschrift nehmen.

Brennesselwurzeltinktur

2 Handvoll Brennesselwurzeln säubern und zerkleinern, mit 45%igem Alkohol übergießen, so daß alle Wurzeln bedeckt sind. In einem gut verschließbaren Glas an einem warmen, sonnigen Ort (Fensterbank,

Ofennähe) ziehen lassen. Dabei immer wieder leicht schütteln. Durch Kaffeefilterpapier abseihen und in eine dunkle Flasche abfüllen. Davon täglich 3 mal 20 Tropfen (auf einem Stückchen Zucker oder in etwas Flüssigkeit) einnehmen.

Prostataleiden

Die Kommission E, die vom Bundesgesundheitsamt eingesetzt wurde, um die Wirksamkeit von Naturheilmitteln zu überprüfen, charakterisierte die Wirkung der Brennessel zur Behandlung von gutartigen Prostataleiden folgendermaßen: Erhöhung des Miktionsvolumens (Harnmenge), Erhöhung des maximalen Harnflusses, Erniedrigung der Restharnmenge. Diese Wirkung wurde durch klinische Untersuchungen bestätigt.

Was Sie sonst noch tun können:

- Ein seit langem bewährtes und sehr wirksames Mittel sind Kürbiskerne. In Rußland werden sie ständig gekaut. Sie können auch Fertigpräparate einnehmen (in der Apotheke und im Reformhaus erhältlich).

Rheumatische Beschwerden

Ursachen und Symptome

Unter der Sammelbezeichnung „Rheuma“ faßt man alle Krankheiten des Bewegungsapparates zusammen, die Schmerzen auslösen und die Beweglichkeit behindern. Dazu gehört also jedes Ziehen und Reißen in den Gelenken ebenso wie Muskelverspannungen, Sehnenentzündungen, schmerzende Gelenke, Ischias, Hexenschuß und Kreuzschmerzen bis hin zu schweren, entzündlichen Formen, die zu Verkrüppelungen der Gelenke führen können. Die Medizin kennt etwa 400 verschiedene Erscheinungsformen.

Mitunter sind Zugluft oder Unterkühlung die Ursache, meistens jedoch sind die Gründe für die Erkrankung nicht eindeutig feststellbar.

Behandlung

Brennesseltee

1 EL frische oder getrocknete Brennesselblätter mit 1 Tasse kochendem Wasser übergießen, 5 Minuten ziehen lassen, dann abseihen. 3 Tassen täglich trinken.

Brennessel-Kräutertee

Mischen Sie zu gleichen Teilen Brennesseln, Schafgarbe, Weidenrinde und Birkenblätter. 1 EL der Teemischung mit 1 Tasse kochendem Wasser übergießen, 5 Minuten zugedeckt ziehen lassen, abseihen. Täglich 3 Tassen trinken.

Brennessel-Bad

4 Handvoll Brennesseln (ganzes Kraut) reinigen und zerkleinern. Mit 5 l kaltem Wasser übergießen und 12 Stunden ziehen lassen. Danach erwärmen und ins Badewasser abseihen.

Urtikation

Diese klassische Brennesselbehandlung, die von Sebastian Kneipp wieder entdeckt wurde, besteht in einem sanften Schlagen oder Bestreichen der betroffenen Stellen mit frischen Brennesselpflanzen. Diese Methode sollten Sie jedoch nicht anwenden, wenn Sie gerade akute Entzündungszeichen wie Rötung und Überwärmung aufweisen.

Rheuma

Die Kommission E des Bundesgesundheitsamtes empfiehlt die Einnahme und äußere Anwendung der Brennessel zur unterstützenden Behandlung rheumatischer Beschwerden. Bei innerlicher Anwendung kommt es zu einer Durchspülung der ableitenden Harnwege. Dadurch kann auch Nierengrieß vorgebeugt sowie behandelt werden. Wichtig dabei ist es, auf eine reichliche Flüssigkeitszufuhr zu achten.

Was Sie sonst noch tun können:

- Halten Sie für einige Wochen eine strenge Rohkost-Diät. Dabei werden nur rein pflanzliche Produkte (Obst, Gemüse, Getreide) roh gegessen, ohne diese vorher zu erhitzen.

- Reichlich kohlensäurearmes Mineralwasser trinken.
- Härten Sie Ihren Körper ab, beispielsweise durch Trockenbürsten, Wechselduschen, Barfußlaufen, Wassertreten, Sauna.
- Halten Sie sich warm und tragen Sie an kühlen, feuchten und windigen Tagen Unterwäsche aus Angora.

Schlaflosigkeit

Ursachen und Symptome

Zu Schlafstörungen kann es aus den verschiedensten Gründen kommen. Manchmal hat man nur zu schwer gegessen, oder die Raumtemperatur im Schlafzimmer stimmt nicht. Halten Schlafstörungen über einen längeren Zeitraum an, sollte man nach den Ursachen suchen. Gibt es schwere seelische Belastungen – etwa im Beruf oder in der Familie? Oder liegt eventuell eine körperliche Ursache vor? Bei länger anhaltenden Schlafstörungen sollten Sie einen Arzt aufsuchen, der die Ursachen abklären kann. Denn genauso, wie der Mensch Essen und Trinken braucht, benötigt er seinen Schlaf als „Lebensmittel". Tabletten können immer nur einen künstlichen Schlaf herbeiführen, der nicht die nötige Erholung bringt. Deshalb, vor allem aber auch aus Gründen der Abhängigkeit, sollten Sie möglichst auf solche Medikamente verzichten.

Behandlung

Kräuterkissen

Sammeln Sie einen großen Korb Brennesselblätter und lassen Sie diese gut trocknen. Die getrockneten Blätter zwischen den Fingern zerreiben und einen kleinen Kissenbezug damit füllen. Den Kissenbezug gut zunähen, damit keine Blätterkrümel herausfallen können.

Was Sie sonst noch tun können:

- Abends sollten Sie nicht zu schwer essen, weil dies die Verdauungsorgane so stark belasten könnte, daß es zu Einschlafproblemen kommt. Andererseits hilft aber oft eine kleine Süßigkeit, ein Stückchen Obst o.ä. beim Ein- und Durchschlafen, weil dadurch das Blut aus dem Kopf in die Verdauungsorgane gelenkt wird.

- Ein Glas Wein oder Bier (letzteres ist besonders wegen des beruhigenden Hopfens empfehlenswert) vor dem Schlafengehen ist ein sehr gutes Einschlafmittel.
- Auch ein kleiner Spaziergang kann zur Beruhigung der Nerven und damit zu einem besseren Schlaf beitragen.
- Gehen Sie möglichst jeden Abend zur gleichen Zeit zu Bett und gewöhnen Sie sich einige „Einschlafrituale" an – etwa, daß Sie noch ein Glas warme Milch oder einen beruhigenden Tee (Kamille, Baldrian o.ä.) trinken.
- Bei Durchschlafschwierigkeiten gibt es einen kleinen Trick, der fast immer wirkt: Legen Sie die Bettdecke neben sich, bis Sie zu frieren beginnen. Meistens bewirkt die darauf folgende Bettwärme ein ruhiges Wiedereinschlafen.

Schleimbeutelentzündung (Bursitis)

Ursachen und Symptome

Die Schleimbeutel sind mit „Gelenkschmiere" gefüllte Taschen im Bindegewebe, die den Knochen, Sehnen und Muskeln das Gleiten erleichtern. Größere Schleimbeutel befinden sich vor allem in der Nähe von Gelenken. Sie entzünden sich besonders leicht an Stellen, die einer starken mechanischen Belastung ausgesetzt sind. Der entzündete Schleimbeutel sondert mehr Flüssigkeit ab als gewöhnlich und schwillt an. Die darüberliegende Haut ist gerötet, gespannt und schmerzhaft. Infolge der räumlichen Nähe greift die Entzündung leicht auf Gelenke über.

Behandlung

Brennesseltee

Übergießen Sie 1 EL frische oder getrocknete Brennesselblätter mit 1 Tasse kochendem Wasser, 5 Minuten zugedeckt ziehen lassen, abseihen. Täglich 3 Tassen davon trinken.

Durch ihren hohen Gehalt an Kieselsäure wirkt die Brennessel lindernd und heilend bei entzündlichen Erkrankungen.

Was Sie sonst noch tun können:

- Die einer Schleimbeutelentzündung benachbarten Gelenke ruhigstellen.

- Kühlende Essigwickel auf die betroffene Stelle auflegen. Dazu 2 EL Essigessenz mit ½l kaltem Wasser vermischen, ein Leinentuch oder ein kleines Frotteetuch darin auswringen und auf die schmerzende Stelle legen. Mehrmals täglich wiederholen.

Schuppenflechte (Psoriasis)

Ursachen und Symptome

Die genauen Ursachen der Schuppenflechte sind noch nicht eindeutig geklärt. Man geht jedoch davon aus, daß es sich dabei um eine Stoffwechselstörung handelt. Oft ist eine erbliche Bereitschaft vorhanden. Meistens bricht die Krankheit im jugendlichen Alter aus. Die Schuppenflechte ist eine der häufigsten Hautkrankheiten in Westeuropa – etwa 2% der Bevölkerung sind davon betroffen.

Der Ausbruch der Erkrankung wird durch Infekte, Hautschädigungen und hormonelle Veränderungen gefördert. Oft sind auch Streß und emotionale Probleme der Auslöser. Lebensmittelallergien, Vitaminmangel und Umwelteinflüsse können zu diesem Problem beitragen. Auch vereiterte Zähne, Alkohol, fettreiche Ernährung, Medikamente oder Streß können auslösende Faktoren sein. Die Krankheit besteht in einer übersteigerten Neubildung und Abschuppung der Epidermis (Oberhaut), die vermutlich durch eine Störung des Zellstoffwechsels hervorgerufen wird. Dabei entstehen auf der Haut flache, scharf begrenzte, unregelmäßig geformte, teilweise juckende rötliche Herde, die mit silbrigen, leicht abkratzbaren Schuppen bedeckt sind. Unter den Schuppen liegt ein feines Häutchen, nach dessen Entfernung punktförmige Blutungen auftreten. Besonders betroffen sind Knie und Ellenbogen, Brust und Rücken, die behaarte Kopfhaut und die Fingernägel.

Wichtig:
Die Schuppenflechte ist nicht ansteckend!

Behandlung

Brennessel-Extrakt

Nehmen Sie täglich Brennesselextrakt (aus dem Reformhaus oder aus der Apotheke) nach Anweisung ein.

Brennesseltee

1 EL frische oder getrocknete Brennesseln mit 1 Tasse kochendem Wasser übergießen, 5 Minuten zugedeckt ziehen lassen, abseihen. Täglich 3 Tassen trinken.

Brennesselbad

4 Handvoll frische oder getrocknete Brennesselblätter mit 3 l Wasser übergießen, ¼ Stunde leicht köcheln lassen, ins Badewasser abseihen.

Was Sie sonst noch tun können:

- Essen Sie viel Rohkost und ernähren Sie sich weitestgehend vegetarisch.
- Bewährt haben sich Bäder, denen Salz aus dem Toten Meer zugesetzt wurde. Die Badezusätze sind in der Apotheke und im Reformhaus erhältlich.
- Auch das Australische Teebaumöl (in der Apotheke erhältlich) ist ein wirksames Mittel zur Linderung. Geben Sie 10 Tropfen davon in das einlaufende Badewasser.

Verstopfung (Obstipation)

Ursachen und Symptome

Unter Verstopfung versteht man die verzögerte oder erschwerte Darmentleerung. Normalerweise sollte der Darm täglich bis alle zwei Tage entleert werden, und der Stuhl sollte sich leicht absetzen. Durch Streß, aber auch durch falsche Ernährung kann es dabei zu Problemen können, aus denen gesundheitliche Beeinträchtigungen entstehen können.

Abführmittel

Viele der im Handel befindlichen Abführmittel greifen die empfindliche Darmflora zu sehr an. Sie verursachen eine Kalium- und Magnesiummangel, der wiederum zur Verstopfung führt. Auch natürliche Mittel wie Senna, Faulbaum etc. stehen den synthetischen Mitteln in Wirkung und Nebenwirkung in nichts nach. Achten Sie deshalb darauf, daß es sich bei Abführmitteln um rein pflanzliche, ballaststoffhaltige Mittel handelt, die eine sanfte Wirkung haben, wie Kleie, Leinsamen oder Flohsamen.

Behandlung

Brennesseltee

1 EL frische oder getrocknete Brennesselblätter mit 1 Tasse kochendem Wasser übergießen, zugedeckt 5 Minuten ziehen lassen, abseihen. Täglich morgens eine Tasse davon auf nüchternen Magen trinken.

Brennessel-Kräutertee

Getrocknete Brennesseln zu gleichen Teilen mit Schafgarbe, Walnußblättern oder Wegwarte mischen. Zubereitung und Anwendung wie beim Brennesseltee.

Was Sie sonst noch tun können:

- Ballaststoffreiche, vitaminhaltige Vollwertkost verhindert Verstopfung und kann bestehende Leiden heilen. Nehmen Sie deshalb reichlich Obst, Gemüse (vor allem in Form von Rohkost) in Ihren täglichen Speiseplan auf.
- Verstopfung wird durch eine vorwiegend sitzende Lebensweise (vormittags im Büro, dann im Auto, abends vor dem Fernseher usw.) verursacht oder begünstigt. Sorgen Sie für Bewegung! Sie sollten jeden Tag einen kleinen Spaziergang machen, statt des Fahrstuhls lieber die Treppen nehmen, Gymnastik treiben, schwimmen usw.
- Ein probates Mittel gegen Verstopfung ist Dörrpflaumensaft. Sie erhalten ihn in jedem Reformhaus und in vielen Supermärkten. Allerdings sollte auch dieser nicht auf Dauer eingenommen werden.
- Nehmen Sie sich Zeit für Ihren Stuhlgang! Oft hilft es schon, ein Buch oder eine Zeitschrift mit auf die Toilette zu nehmen.

> Wichtig:
> Bei länger anhaltender Verstopfung den Arzt aufsuchen. Sie kann Anzeichen für eine ernsthafte Erkrankung sein.

Wunden

Ursachen und Symptome

Offene Wunden können durch Schnitt, Schlag, Abschürfung usw. verursacht werden. Oft heilen sie sehr schlecht und können überdies schmerzhaft sein.

Behandlung

Brennesseltinktur

2 Handvoll frische Brennesseln säubern und zerkleinern. In ein gut verschließbares Glas geben und mit 200 ml 70%igem Alkohol übergießen. 2 Wochen lang an einem warmen Platz (Fensterbank, Ofennähe) ziehen lassen. Dabei immer wieder leicht schütteln. Durch ein Kaffeefilterpapier abseihen und in eine Flasche abfüllen. Eine Mullkompresse oder ein Leinentuch in kaltem Wasser auswringen, dann etwas von der Tinktur daraufträufeln und auf die Wunde auflegen. Bei einer offenen Wunde kann das sehr schmerzhaft sein. Deshalb ist in diesem Fall ein Umschlag mit Brennesseltee günstiger. Die Tinktur ist besonders wirksam bei leichteren Verbrennungen, weil die Gerbstoffe der Brennessel reizmildernd und schmerzstillend wirken.

Was Sie sonst noch tun können:

- Zur Wunddesinfektion und zur Beschleunigung des Heilungsprozesses eignet sich hervorragend das Australische Teebaumöl (in der Apotheke erhältlich). Einige Tropfen auf eine in Wasser angefeuchtete Kompresse geben und auf die Wunde auflegen.

Zahnfleischentzündung (Gingivitis)

Ursachen und Symptome

Auslöser sind Bakterien im Zahnbelag. Greift die Entzündung auf die Wurzelhaut und den Kieferknochen über, lockert sich der Zahn; breitet sie sich unter dem Zahnfleisch aus, bilden sich die sogenannten Taschen. Kleinere Taschen kann der Zahnarzt mit einer Kürette behandeln. Bei größeren Taschen hilft meist nur noch das Skalpell. Dabei wird das Zahnfleisch eingeschnitten, abgehoben und nach der Reinigung wieder vernäht.

Zahnfleischentzündung

Spülungen mit starkem Brennesseltee reduzieren Zahnbeläge und heilen Zahnfleischentzündungen. Die adstringierende Wirkung des Gerbstoffes Tannin kann oft eine überraschende Beruhigung der betroffenen Stelle bewirken.

Behandlung

Mundspülung

1 Handvoll frische oder getrocknete Brennesselblätter mit ¼ l kochendem Wasser übergießen, 10 Minuten zugedeckt ziehen lassen, abseihen. Mehrmals täglich den Mund damit ausspülen, dabei die Flüssigkeit kräftig durch die Zähne pressen.

Was Sie sonst noch tun können:

- Gehen Sie regelmäßig zum Zahnarzt.
- Putzen Sie täglich mindestens dreimal Ihre Zähne.

Zuckerkrankheit (Diabetes)

Ursachen und Symptome

Diese Stoffwechselstörung ist charakterisiert durch Erhöhung des Blutzuckers und Ausscheidung von Zucker im Harn. Symptome sind ein Nachlassen der körperlichen und geistigen Leistungsfähigkeit, Appetit auf Süßigkeiten, starkes Hungergefühl, Durst und Hautjucken. Allerdings – und das ist das Gefährliche – verläuft Diabetes völlig symptomlos, bis sich die Spätschäden einstellen. Die Zuckerkrankheit tritt am häufigsten in der zweiten Lebenshälfte auf infolge einer chronischen Stoffwechselstörung, meist durch eine falsche Lebensweise hervorgerufen. Dies ist bei Kindern nicht der Fall; hier handelt es sich um eine Autoimmunkrankheit.

Insulin

Insulin ist ein Hormon, das die Bauchspeicheldrüse in die Blutbahn absondert. Es regelt den Auf- und Abbau des Zuckers im Blut und im Gewebe. Im Darm werden durch die Verdauung alle Kohlenhydrate (mehl-, stärke- und zuckerhaltige Nahrungsstoffe) unter anderem zu Glukose (= Traubenzucker), einem Einfach-Zucker, abgebaut. Dieser wird durch den Darm in die Blutbahn aufgenommen und dann in Leber und Muskulatur zu Glykogen (= sogenannte tierische Stärke, die im Stoffwechselprozeß eine große Rolle spielt) aufgebaut. Aus diesen Glykogenspeichern wird bei erhöhten Körperleistungen der vermehrte Verbrauch von Blutzucker ergänzt.

Behandlung

Brennesseltee 1

1 EL frische oder getrocknete Brennesselblätter mit 1 Tasse kochendem Wasser übergießen. Zugedeckt eine Viertelstunde ziehen lassen, abseihen. Täglich 3 Tassen trinken.

> Wichtig:
> Nicht länger als 5 Minuten kochen lassen, weil der Tee nur dann eine Substanz enthält, die nach neuesten Forschungen den Zuckeranteil im Urin von Diabetikern herabsetzt!

Brennesseltee 2

2 Handvoll frische oder getrocknete Brennesselblätter mit ¼ l Wasser übergießen. 5 Minuten kochen lassen. Abseihen und täglich 3 Tassen davon trinken.

Brennessel-Kräutertee

Mischen Sie zu gleichen Teilen Brennesselblätter, Bohnenschalen, Schafgarbe, Klette, Tausendgüldenkraut und Löwenzahn (alle Zutaten sind in der Apotheke erhältlich). Pro Tasse 1 EL der Mischung verwenden. Zubereitung und Anwendung wie beim Brennesseltee 1.

Was Sie sonst noch tun können:

- Das Wichtigste ist die richtige Ernährung. Die Einstellung auf eine bestimmte Kostform erfolgt durch den Arzt, da hierbei wiederholte Blut- und Harnuntersuchungen erforderlich sind. Wichtig ist eine knappe und fettarme Kost und die Vermeidung von zuckerhaltigen Lebensmitteln.
- Durch Muskeltätigkeit (Spaziergänge, Sport, körperliche Arbeit) wird der Zuckerabbau gefördert.

Fertigpräparate auf Brennesselbasis

Es gibt zahlreiche Brennesselpräparate, die Sie in der Apotheke (ohne Rezept) kaufen können oder die Ihnen Ihr Arzt im Bedarfsfall verschreibt. Dazu gehören u.a.

- Arthrodynat: Ein Präparat, das bei Arthritis hilfreich sein kann.
- Bazoton: Dieses Präparat wird bei Prostataleiden eingesetzt.
- Brennesselsamen-Vital-Tonikum (Firma Keimdiät)
- Cefarheumin: Ein Rheumapräparat.
- Ferrum-Urtica-Compositum (Leopold-Arzneimittel): Dieses Präparat wird vor allem bei Eisenmangel angewendet.
- Rheuma-Hek (Firma Strathmann): Bei diesem Brennesselpräparat handelt es sich um ein pflanzliches Rheumamittel.
- Succus Urticae (= Brennesselsaft): Vor allem die „Hildegard-Medizin", also die pflanzliche Behandlung verschiedener Leiden nach den Rezepten der Hildegard von Bingen, verwendet den Brennesselsaft gegen Rheuma, Gicht und andere Erkrankungen.

Homöopathie

Brennesseln in der Homöopathie

Der Grundsatz der Homöopathie lautet „Similia similibus curentur" – „Ähnliches werde mit Ähnlichem geheilt". Bei der Brennessel wird u. a. die Wirkung der Pflanze auf die Haut in Betracht gezogen: Da sie Hautreizungen hervorruft, kann sie diese auch heilen. Homöopathische Präparate sind hochverdünnte Lösungen, die nur noch einen winzigen Bruchteil des „Wirkstoffes" der Pflanze enthalten. Paradoxerweise wirken sie um so stärker, je mehr sie verdünnt („potenziert") werden! Dies ist ein (von Seiten der Schulmedizin allerdings immer noch kein wissenschaftlich fundierter) Beweis für die immaterielle Heilkraft homöopathischer Präparate. Die Homöopathie empfiehlt Brennesselpräparate bei Hauterkrankungen, Rheuma und Gicht in Verdünnungen von 1:100 (D2) bis 1:10.000 (D4). Sie sind erhältlich als Tropfen (Urtinktur und Potenzen), Tabletten und Ampullen.

- Urtica APS (Firma APS Pharma GmbH, Starnberg): Dieses Medikament, das in Tablettenform auf dem Markt ist, lindert Beschwerden beim Wasserlassen bei einer gutartigen Vergrößerung der Prostata.
- Urticur (Firma Biocur Arzneimittel GmbH, Holzkirchen): Die Kapseln, deren wesentlicher Bestandteil ein Brennessel-Extrakt ist, lindern die Beschwerden beim Wasserlassen bei einer gutartigen Vergrößerung der Prostata.
- Urtipret (Firma Bionorica Arzneimittel GmbH, Neumarkt/Oberpfalz): Die Kapseln, deren wesentlicher Bestandteil ein Trockenextrakt der Brennesselwurzel ist, lindern die Beschwerden beim Wasserlassen bei einer gutartigen Vergrößerung der Prostata.

Rezepte berühmter Ärzte und Heilkundiger

Pedanios Dioskurides (1. Jh. v. Chr.)

Der griechische Arzt schrieb über die Brennessel: „Die Samenkörner, in Wein gekocht, regen zu Liebesspielen an; und mit Honig als Latwerge (eine Art Sirup) eingenommen, geben sie Kurzatmigen den Atem wieder; auch beheben sie Seitenstechen und reinigen die Brust. Ihre Blätter, mit Muscheln jeder Art gekocht, machen den Urin fließen und lösen Winde aller Art."

Plinius der Ältere (23–79)

Der römische Schriftsteller hinterließ uns zahlreiche naturwissenschaftliche Werke. Über die Brennessel schreibt er u.a., daß sie „als Gemüse keineswegs zu verachten ist. Viele hegen sogar den Glauben, daß man sich durch sie das ganze Jahr hindurch vor Krankheiten schützen könne." Plinius wies außerdem daraufhin, daß im Herbst gesammelte Brennesselwurzeln das Dreitagefieber (Malaria?) heilen könne – aber nur, wenn man beim Ausgraben der Wurzel den Namen des Kranken und auch den seines Vaters nannte.

Claudius Galenus, auch Galen genannt (129–199)

Der römische Arzt griechischer Herkunft war zunächst ärztlicher Betreuer der Gladiatoren, später des römischen Adels einschließlich des Kaiserhauses. Er schätzte die Heilkräfte der Brennessel sehr hoch und schrieb, daß „die Samenkörner, aber in erster Linie die Blätter Wunden und Geschwüre heilen."

Hildegard von Bingen (1098–1179)

Die berühmte Äbtissin, Seherin und Wissenschaftlerin empfiehlt die Brennnessel gegen Vergeßlichkeit: „Und ein Mensch, der gegen seinen Willen vergeßlich ist, der zerstoße die brennende Nessel zu Saft und füge etwas Olivenöl hinzu, und wenn er schlafen geht, salbe er damit seine Brust und die Schläfen, und dies tue er oft, und die Vergeßlichkeit in ihm wird vermindert werden." Ganz allgemein rühmt sie die guten Eigenschaften der Brennessel folgendermaßen: „Die Brennessel ist sehr warm, und wenn sie frisch aus der Erde sprießt, ist sie gekocht nützlich für die Speisen des Menschen, weil sie den Magen reinigt und den Schleim aus ihm wegnimmt."

Leonardus Fuchs (1501–1566)

Fuchs zählte zu den bedeutendsten humanistischen Medizinern des 16. Jahrhunderts und gilt als einer der „Väter“ der Botanik. In seinem „New Kreüterbuch“ gibt er erstmals eine systematische Darstellung der Pflanzen. Über die Brennessel schreibt er: „Nesselbletter mit saltz gestoßen und übergelegt heylen die biß der unsinnigen hunde und die großen geschwär. Deßgleichen über faule schäden, als krebs und dergleichen gelegt, reinigen sie dieselben und heylens. In gleicher massen zerteylen sie auch allerlei geschwulst. So mans mit Myrrhen stoßt und zäpfflin daraus macht und in die weibliche scham thut, bringen sie den frauen ihre blödigkeit (Menstruation). Die bletter mit meerschnecken gesotten und getrunken, lindern den stuhlgang und treiben den harn, die bletter mit beeren schmaltz gestoßen und übergelegt, ist gut zu dem podagra und allerlei weetagen der glider (Gicht, Rheuma).“

Sebastian Kneipp (1821 – 1897)

Der Kräuterpfarrer empfiehlt die Brennesselwurzel vor allem gegen Wassersucht: „Eine beginnende Wassersucht kann durch Brennesseltee behoben werden. Derselbe räumt überhaupt mit faulen Säften auf.“ Sebastian Kneipp entdeckte auch die Urtikation wieder neu - das „Auspeitschen“ rheumatischer Patienten mit frischen Brennesseln.

Maria Treben (1907 – 1991)

In ihrem Buch „Gesundheit aus der Apotheke Gottes“ berichtet die berühmte Kräuterheilkundige über ihre eigenen Erfahrungen: „Seit ich weiß, wie heilkräftig die Brennessel ist, habe ich es mir zur Gewohnheit gemacht, im Frühjahr mit den jungen Trieben und im Herbst (...), wenn die jungen Triebe allerorts wieder herauskommen, eine vierwöchige Teekur damit zu machen. Ich trinke morgens nüchtern eine halbe Stunde vor dem Frühstück eine Tasse und ein bis zwei Tassen tagsüber schluckweise. Auch den Tee vor dem Frühstück soll man schluckweise trinken, um die gute Wirkung zu erhöhen. Ich fühle mich nach einer solchen Trinkkur unbeschreiblich wohl und habe jedesmal das Gefühl, dreimal soviel leisten zu können als gewöhnlich.“

Maurice Messegué (geb. 1921)

Der berühmte französische Heil- und Kräuterexperte empfiehlt das folgende Rezept gegen Rheumatismus: 3 Handvoll Brennesselblätter, 2 Handvoll Schöllkrautblätter und -blüten, 2 Kohlblätter reinigen und zerhacken. In 2 l Regenwasser 48 Stunden einweichen, abseihen. In der Flüssigkeit ein Gästehandtuch auswringen und auf die betroffenen Stellen auflegen. Mehrmals täglich wiederholen.

Anthroposophie

Die Brennessel aus anthroposophischer Sicht

Der Philosoph, Pädagoge und Naturwissenschaftler Rudolf Steiner (1861–1925) war der Begründer der Anthroposophie. Diese weltanschauliche Richtung dokumentiert sich u.a. in den weltweit verbreiteten Waldorfschulen, in der biologisch-dynamischen Landwirtschaft und auch in der Medizin. In verschiedenen Vorträgen ging Rudolf Steiner auf die Brennessel ein. Er empfiehlt sie vor allem gegen Hämorrhoiden, eine zu starke Periode und zur Regulierung des Eisenhaushaltes. Aber auch das Schwefelelement ist wichtig für das Gleichgewicht des menschlichen Organismus. Beides kann die Brennessel dem Menschen vermitteln:

„Wenn Sie zum Beispiel die Blätter der Urtica dioica richtig zubereiten, so haben Sie darin das Heilmittel, das aus Schwefel, Eisen und den nötigen Salzen besteht, die in dieser Weise wirken. (...) Was Sie da in der Urtica angreift von den Blättern aus, das ist dieses Zerstörende, das überwunden werden muß, wenn der rhythmische Prozeß im menschlichen Organismus in Ordnung kommen soll. Und wiederum dasjenige, was Sie da in der Pflanze drinnen haben an alkalischen Salzen (...), geht bis zu der Nerven-Sinnes-Organisation leicht hinauf, weil wir ja ohnedies wissen, daß bei dem Symptomenkomplex, den wir im Auge haben, die Nierentätigkeit schläft und unterdrückt ist; wir haben im menschlichen Organismus wirklich die entgegengesetzte Verteilung desjenigen, was sich äußerlich an der Pflanzenbildung darlebt."

(Aus den Vorträgen während der Medizinischen Woche in Stuttgart, 26.–28.10.1922)

Brennesseln für die Schönheit

In der Schönheitspflege ist die Brennessel wohl vor allem deswegen bekannt und geschätzt, weil sie ein wirksames Mittel bei Haarproblemen aller Art ist. So können Schuppen und fettiges Haar damit behandelt werden. Vor allem aber kräftigt die Brennessel den Haarwuchs und kann auch Haarausfall entgegenwirken. Aber sie kann noch mehr, denn sie wirkt auch gegen Pickel, Mitesser und fettige Haut! Die Brennessel wirkt durchblutend, desinfizierend und kräftigend auf Haut und Haar. Die äußere Anwendung von Brennesseln für die Schönheitspflege wird unterstützt durch die innere Einnahme: als Tee, Saft oder Gemüse. Versäumen Sie auch nicht die jährliche Frühjahrskur, die Ihnen nicht nur Gesundheit, sondern auch Schönheit von innen schenkt!

Haarpflege

Was Sie über Ihr Haar wissen sollten:

- Die Haare sind Anhangsorgane der Haut und ragen als lange Hornfäden, zusammengesetzt aus Hornschicht, Rinde und Mark, über diese hinaus.
- Das Haar ist hygroskopisch, d.h. es nimmt leicht Wasser auf und gibt es auch leicht wieder ab. Außerdem ist es sehr fest und elastisch – es reißt erst bei einer Belastung von 150–200 g!
- Die Farbe des Haares wird durch Pigmente bestimmt, die sich in der aus verhornten Zellen bestehenden Rindenschicht des Haares befinden. Die Pigmentversorgung dieser Rindenschicht geht von der Haarwurzel aus; läßt die Zufuhr nach, werden die Haare grau.
- Pro Monat wächst das Haar um etwa 1 cm – im Winter etwas langsamer, im Sommer etwas schneller.
- Auf einem Quadratzentimeter Kopfhaut finden sich im Schnitt 120 Haare mit einem Durchmesser zwischen 0,05 und 0,15 mm.
- Blonde Haare sind am feinsten, rote Haare am kräftigsten, braunes und schwarzes Haar liegt in Bezug auf Menge und Durchmesser in der Mitte.

Das Haar enthält viele Stoffe, die für Wuchs, Aufbau und Gesundheit wichtig sind, u.a.:

- Schwefel (in gebundener Form), der die Lebensvorgänge in der Zelle beeinflußt;
- Kieselsäure und Arsenik, die den Glanz erzeugen;
- Horn, bei dem es sich - wie bei den Nägeln - um eine Eiweißverbindung handelt und das für die Haarstabilität verantwortlich ist;
- Eisen, das das Haar kräftigt.

Die in der Kopfhaut befindlichen Talgdrüsen geben nicht nur Fett ab, sondern produzieren auch Cholesterin und beeinflussen das Wachstum der Haare.

Haarprobleme basieren - abgesehen von Krankheiten - auf der Einwirkung von Staub, Schmutz und Chemikalien aus der Luft, auf der Verwendung falscher oder gar schädlicher Pflegemittel und oft auch auf falscher Ernährung.

Bei Schuppen dagegen handelt es sich eigentlich um eine normale Hautfunktion und nicht um eine Krankheit. Es sind abgestorbene Hautzellen, die abgestoßen werden. Um diese zu entfernen - besonders bei sehr starker Schuppenbildung -, ist häufiges Haarewaschen besonders wichtig.

Auch Haarausfall muß nicht auf eine Erkrankung hindeuten. Wenn die ausgefallenen Haare lang sind, ist kein Grund zur Besorgnis vorhanden. Diese Haare werden abgestoßen, weil im Haarschaft bereits ein neues Haar heranwächst. Etwas anderes ist es, wenn kurze Haare ausgehen, die ihren "vorgeschriebenen Lebenslauf" noch nicht beendet haben.

Tip:
Beenden Sie die Spülung mit kaltem Wasser – so erhält Ihr Haar Fülle und Glanz!

So pflegen Sie Ihr Haar richtig

Eine wesentliche Voraussetzung für schönes und gesundes Haar ist Sauberkeit! Die Haarpflege beginnt deshalb mit der Reinigung von Haar und Kopfhaut.

Bürsten

Täglich zweimal sollte das Haar gründlich ausgebürstet werden:

- morgens - weil sich durch Schwitzen und natürliche Absonderung Schmutzpartikelchen und abgestorbene Hautschüppchen angesammelt haben;
- abends - weil das Haar zusätzlich durch Staub usw. verunreinigt ist.

Die berühmten 100 Bürstenstriche haben ebenso erbitterte Gegner wie begeisterte Verfechter, deshalb sollte jeder damit nach eigenem Ermessen und nach eigener Erfahrung handeln. Ausgiebiges Bürsten kann dem Haar nicht schaden, wenn man folgende Punkte beachtet:

- Eine Bürste mit Naturborsten verwenden. Solche Bürsten sind zwar nicht ganz billig, gehen aber wesentlich pfleglicher mit Ihrem Haar um als Kunststoff- oder gar Drahtbürsten. Je empfindlicher das Haar, desto weicher sollte die Bürste sein.
- Nicht nur in eine Richtung, sondern vor allem „gegen den Strich“ bürsten. Die Schmutzpartikel können so besser entfernt werden, und das Haar wird außerdem locker und füllig.
- In erster Linie die Haare und nicht die Kopfhaut bürsten! Das gilt besonders bei schnell fettendem Haar und bei Schuppen.

Waschen

Haare sollten so oft gewaschen werden, wie es nötig ist, auf jeden Fall aber alle 8–10 Tage. Fettiges Haar darf auch alle 2 Tage gewaschen werden; man sollte aber versuchen, die Zeit zwischen zwei Wäschen möglichst zu verlängern. Häufiges Waschen schadet zwar bei der Verwendung eines geeigneten Shampoos nicht. Forschungen haben jedoch ergeben, daß das Haar um so schneller rückfettet, je häufiger es gewaschen wird.

Vor dem Waschen werden die Haare gut ausgebürstet, dann mit warmem Wasser naß gemacht. Heißes Wasser sollte nicht zum Haarewaschen verwendet werden, weil es Haar und Kopfhaut zu stark angreift. Etwas Shampoo in der Hand mit etwas Wasser vermischen, zum Schäumen bringen und auf dem Kopf verteilen. Anschließend wird das Haar sehr gründlich gespült (mindestens 2–3 Minuten lang), denn nur so werden wirklich alle Seifenreste aus dem Haar entfernt.

Beim Abtrocknen sollten Sie pfleglich mit Ihrem Haar umgehen, denn nasses Haar ist besonders empfindlich und bricht leicht. Achten Sie beim Fönen und unter der Trockenhaube darauf, daß die Luft nicht zu heiß wird – auch das schadet dem Haar.

Wichtig:
Brennesselblätter sollten nicht bei blondem Haar verwendet werden – es könnte zu unliebsamen Verfärbungen kommen!

Haarpackungen

Jedes Haar braucht zur Kräftigung und Gesunderhaltung 1-2mal im Monat eine Pflegepackung. Wenn Sie eine solche anwenden, muß das Haar zweimal gewaschen werden – einmal vorher, da die Packung ja nicht mitsamt dem Schmutz auf Haare und Kopfhaut einwirken soll, und einmal hinterher, um die Packung wieder aus dem Haar zu entfernen.
Nach einer Packung sollte das Haar immer besonders gut ausgespült werden. Am besten wirkt eine Pflegepackung, wenn sie warmgehalten wird. Setzen Sie deshalb ein Duschhäubchen auf Ihr Haar und umwickeln Sie es mit einem dicken Handtuch.

Haarspülungen

Haarspülungen werden nach jeder Wäsche als letzte Spülung verwendet und nicht wieder ausgewaschen. Nachdem man die Haare mit der Spülung übergossen hat, die Flüssigkeit gut in die Kopfhaut einmassieren.

Kopfhautmassage

Kopfhautmassagen sind ein sehr gutes Mittel, um das Haar zu einem gesunden Wachstum anzuregen und viele Haarprobleme zu beseitigen. Durch die Massage wird die Kopfhautdurchblutung angeregt. Aber sie hat noch eine weitere, wichtige Wirkung: Manche Haarprobleme, vor allen Dingen verschiedene Arten von Haarausfall, werden dadurch hervorgerufen, daß die Kopfhaut einfach zu fest am Kopf anliegt und zu wenig flexibel ist. Durch die Massage wird sie gelockert und leichter beweglich.
Spreizen Sie dazu die Finger und drücken Sie sie fest auf die Kopfhaut. Jetzt nicht mit den Fingern reiben, sondern die Kopfhaut selbst vorwärts und rückwärts und leicht kreisend bewegen. Fangen Sie beim Hinterkopf an, und arbeiten Sie sich bis zur Stirn vor. Dann massieren Sie die Seiten. Diese Kopfhautmassage ist bei allen Haartypen geeignet.

Fettiges Haar und Schuppen

Haarspülung 1

2 EL frische oder getrocknete Brennesselblätter mit ¼ l kochendem Wasser übergießen, 10 Minuten ziehen lassen, abseihen und als letzte Spülung nach dem Haarewaschen verwenden. Gut einmassieren.

Haarspülung 2

2 Handvoll frische oder getrocknete Brennesselblätter mit ½ l kochendem Wasser übergießen, 3 Stunden zugedeckt ziehen lassen. Durch Filterpapier abseihen, dabei die Pflanzenrückstände gut auspressen. Die Flüssigkeit mit ½ l Obstessig vermischen. In eine große Flasche abfüllen und kühl aufbewahren. Als letzte Spülung nach dem Haarewaschen verwenden. Die Spülung reicht für mehrere Haarbehandlungen.

Haarspülung 3

1 Handvoll getrocknete Brennesselblätter mit ½ l kochendem Wasser übergießen. Zugedeckt 3 Stunden ziehen lassen, durch ein Filterpapier abseihen und den abgefilterten Saft einer Zitrone dazugeben. Als letzte Spülung nach der Haarwäsche verwenden.

Haarwasser 1

2 Handvoll Brennesselblätter mit ¼ l gutem Kornbranntwein oder Wodka übergießen. In einem fest verschlossenen Glas 2 Wochen lang an einem warmen Ort (sonnige Fensterbank, Ofennähe) ziehen lassen. Dabei immer wieder leicht schütteln. Durch Filterpapier abseihen und in eine Flasche abfüllen. Täglich Haar und Kopfhaut damit massieren.

Haarwasser 2

2 Handvoll zerkleinerte Brennesseln (das ganze Kraut mit Wurzeln) mit ½ l Weinessig übergießen. Zugedeckt 1 Woche lang an einem warmen Ort (sonnige Fensterbank, Ofennähe) ziehen lassen. Durch ein Kaffeefilterpapier abseihen, dabei die Pflanzenrückstände gut auspressen. 2 EL Glyzerin (in der Apotheke erhältlich) hineinrühren und die Flüssigkeit in eine Flasche abfüllen. Vor Gebrauch gut schütteln. 2-3mal wöchentlich die Kopfhaut damit einmassieren.

Glyzerin

Glyzerin ist eine farblose, ölige Flüssigkeit, die synthetisch oder durch Verseifung von Fetten gewonnen wird. Als Feuchthaltemittel wird es in der Kosmetik verwendet.

Haarwasser 3

1 Handvoll Brennesselwurzeln reinigen und zerkleinern. Mit ¼ l Weinessig übergießen und in einem gut verschlossenen Glas 4 Wochen lang an einem warmen Ort (sonnige Fensterbank, Ofennähe) ziehen lassen. Dabei immer wieder leicht schütteln. Durch Kaffeefilterpapier abseihen und in eine Flasche abfüllen. Nach jeder Haarwäsche dieses Haarwasser gut in die Kopfhaut einmassieren.

Haarpackung

Frische Brennesseln im Entsafter auspressen, so daß 100 ml Saft entstehen. 200 ml Wasser dazugeben und das Ganze 10 Minuten leise köcheln lassen. Währenddessen 50 g Seifenkrautwurzeln in 200 ml Wasser ebenfalls 10 Minuten köcheln lassen, durch ein Filterpapier abseihen und unter die Brennesselflüssigkeit geben. Zuletzt 200 g Rizinusöl (in der Apotheke erhältlich) dazugeben. In eine Flasche abfüllen und vor Gebrauch gut schütteln. Vor dem Haarewaschen gut ins Haar einmassieren, den Kopf mit einem wärmenden Handtuch umwickeln und die Packung ½ Stunde einwirken lassen. Dann waschen wie gewohnt.

Tip:
Besonders gut geeignet zur Behandlung von Schuppen.

Seifenkraut

Das Seifenkraut (Saponaria officinalis) erhielt seinen Namen, weil beim Kochen der Pflanze ein seifiger Schaum entsteht. Seifenkraut erhalten Sie in der Apotheke.

Haarfestiger

1 EL frische oder getrocknete Brennesselblätter mit ¼ l kochendem Wasser übergießen. ¼ Stunde zugedeckt ziehen lassen, dann durch Kaffeefilterpapier abseihen und ½ TL Bienenhonig darin auflösen. Den Festiger als letzte Spülung nach dem Haarewaschen verwenden.

Bienenhonig

Der Bienenhonig wirkt durchaus nicht klebrig, sondern sanft festigend. Darüber hinaus macht dieser Festiger das Haar glänzend und verhilft zu einer gesunden Kopfhaut.

Brennessel-Shampoo (nach Stephanie Faber)

Dazu benötigen Sie neben 1 Handvoll frischer oder getrockneter Brennesselblätter die folgenden Zutaten, die sämtlich in der Apotheke erhältlich sind: ¾ l destilliertes Wasser, 10 g Pottasche, 50 g weiße Schmierseife (Silberseife), 50 ml Brennesseltinktur, 1 TL Rosmarinöl. Bringen Sie zunächst das destillierte Wasser zum Kochen und übergießen Sie mit ¼ l davon die Brennesselblätter. 3 Stunden zugedeckt ziehen lassen, dann durch ein Haarsieb abseihen. Währenddessen im restlichen kochenden Wasser die Schmierseife auflösen, dann die Pottasche dazugeben. Die Mischung 30 Minuten köcheln lassen. Nach dem Abkühlen mit dem Brennesselabsud vermischen. Das Rosmarinöl in der Brennesseltinktur auflösen und daruntermischen. Das Shampoo in eine Flasche abfüllen.

Tip:
Dieses Kurshampoo ist besonders gut geeignet zur Haarpflege bei fettigem Haar und bei Schuppen.

Pottasche

Pottasche (Kaliumcarbonat) ist ein weißes, körniges, in Wasser gut lösbares Pulver, dessen wäßrige Lösung alkalisch reagiert. Aus diesem Grund ist Pottasche seit alters her ein beliebtes Haarpflegemittel, das den natürlichen Säuremantel des Haares schützt.

Haarausfall

Es ist wichtig, die Ursachen von Haarausfall zu klären. Oft ist dieser erblich bedingt. Aber auch schwere Krankheiten sowie manche Arzneimittel führen zu Haarausfall. Ein weiterer Grund sind Hormonschwankungen. In vielen Fällen ist Haarausfall bedingt durch das Allgemeinbefinden des Körpers – deshalb ist eine ausgewogene Ernährung mit ausreichend Vitaminen und Mineralstoffen auch für einen gesunden Haarwuchs von besonderer Bedeutung. Bei starkem Haarausfall sollte der Arzt konsultiert werden, um festzustellen, ob es sich eventuell um eine krankheitsbedingte Erscheinung handelt.

Brennessel-Tinktur

2 EL (möglichst frische) Brennesselblätter mit 100 ml 70%igem Alkohol (in der Apotheke erhältlich) übergießen. In einem gut verschlossenen Glas 4 Wochen lang an einem warmen Ort (sonnige Fensterbank, Ofennähe) zie-

Tip:
Brennessel-Tinktur erhalten sie auch als Fertigpräparat in der Apotheke.

hen lassen. Dabei immer wieder leicht durchschütteln. Durch Kaffeefilterpapier abseihen und in eine dunkle Flasche abfüllen. Diese Tinktur können Sie als Grundlage für die folgenden beiden Haarwasser verwenden.

Brennessel-Kräuter-Haarwasser 1

40 ml Brennessel-Tinktur, ½ TL Arnika-Tinktur und 60 ml Hamameliswasser (beides in der Apotheke erhältlich) gut miteinander vermischen und in eine Flasche abfüllen. Die Kopfhaut täglich sanft mit diesem Haarwasser einmassieren.

Brennessel-Kräuter-Haarwasser 2 (nach Stephanie Faber)

Vermischen Sie 50 ml Brennesseltinktur, 20 ml Klettenwurzel-Tinktur, 20 g Calendula-Tinktur, 100 g Hamameliswasser und 20 Tropfen Rosmarinöl (alles in der Apotheke erhältlich) und füllen Sie die Mischung in eine dunkle Flasche ab. Vor Gebrauch gut schütteln. Täglich die Kopfhaut damit einmassieren.

Arnika

Arnika-Tinktur
Dieser alkoholische Auszug der Heilpflanze Arnika wurde früher als wirksames Antiseptikum verwendet. Deshalb ist er besonders gut geeignet zur Behandlung der entzündeten Kopfhaut.

Hamameliswasser

Hamameliswasser
Hamameliswasser ist ein wäßriger Auszug aus den Blättern und der Rinde des Hamamelisstrauches (Zaubernuß). Seine sanft adstringierende und tonisierende Wirkung und seine entzündungshemmenden Eigenschaften sind besonders gut geeignet zur Pflege empfindlicher und entzündeter Kopfhaut.

Haarwasser 1

2 Handvoll gereinigte und zerkleinerte Brennesselwurzeln in ½ l Wasser ¼ Stunde sachte köcheln lassen, abseihen und in eine Flasche abfüllen. Diese im Kühlschrank aufbewahren. Täglich die Haare und die Kopfhaut gut mit dem Brennesselwasser durchmassieren.

Haarwasser 2

2 Handvoll gereinigte und zerkleinerte Brennesselwurzeln mit 200 ml eines guten Kornschnapses übergießen. In einem verschlossenen Glas 14 Tage an einem warmen Ort (sonnige Fensterbank, Ofennähe) ziehen lassen. Dabei immer wieder leicht durchschütteln. Durch ein Kaffeefilterpapier abseihen und in eine dunkle Apothekerflasche abfüllen. 3mal wöchentlich Kopfhaut und Haare gut damit einmassieren.

Haarwasser 3

4 Handvoll frische Brennesselblätter im Entsafter auspressen. Den Saft mit der gleichen Menge Wasser verdünnen. Die Mischung alle 2 Tage in die Kopfhaut einmassieren.

Haarwasser 4

4 Handvoll frische oder getrocknete Brennesselblätter zerkleinern und mit je 1 l Wasser und 1 l Weinessig übergießen. Das Ganze ¼ Stunde köcheln lassen, dann durch Kaffeefilterpapier abseihen. Nach dem Abkühlen mit 100 ml 70%igem Alkohol vermischen (dadurch wird das Haarwasser konserviert). In Flaschen abfüllen und kühl lagern. Täglich die Kopfhaut mit dem Haarwasser einmassieren.

Haarwasser 5

100 ml Rosenwasser, 100 ml 90%igen Alkohol, 15 ml Brennesseltinktur, 5 ml Klettentinktur und 1 TL Lavendelöl miteinander vermischen. (Alle Zutaten erhalten Sie in der Apotheke.) In eine dunkle Flasche abfüllen. Vor Gebrauch gut schütteln. Jeden Morgen die Kopfhaut damit einmassieren.

Haarwasser 6

Je 3 Handvoll gereinigte und feingehackte Brennesselwurzeln, fein geschnittene Kapuzinerkresse (Blatt und Blüte) und fein gehackter Buchs-

baum mit 0,7 l Rum (54%ig) übergießen. 14 Tage in einem gut verschlossenen Glas an einem warmen Ort (sonnige Fensterbank, Ofennähe) ziehen lassen. Dabei immer wieder leicht schütteln. Durch ein Haarsieb abgießen, dabei die Pflanzenrückstände gut auspressen. Die Flüssigkeit nochmals durch Kaffeefilterpapier gießen und in eine Flasche abfüllen. Die Kopfhaut alle 2 Tage damit massieren.
Kapuzinerkresse ist reich an Schwefel – deshalb ist sie ein bewährtes Hausmittel zur Haarpflege und vor allem zur Bekämpfung von Haarausfall.

Hausrezept

Dieses alte Hausrezept wird vor allem in ländlichen Bereichen gerne verwendet, denn in Bauerngärten können die benötigten Kräuter frisch geerntet werden.

Pfarrer Kneipps Haarwuchsmittel

„200 g frischgeschnittene Brennesseln (ganzes Kraut, vorher zerkleinern) werden in einem Liter Wasser eine halbe Stunde lang gekocht und der Absud wird dann abgeseiht. Mit dieser Flüssigkeit soll man sich vor dem Schlafengehen den Kopf waschen."

Birkensaft-Brennessel-Haarwasser

1 Handvoll getrocknete Brennesselblätter mit ½ l Birkensaft übergießen. 24 Stunden ziehen lassen, dann durch Kaffeefilterpapier abseihen und in eine

Birkensaft

Wenn Sie eine Birke im Garten haben, können Sie Birkensaft selbst gewinnen. Dieser ist nicht nur für eine Frühjahrskur geeignet, sondern gilt auch als wirksames Haarwuchsmittel. Bohren Sie Ende April, wenn der Saft steigt, die Rinde und einen kleinen Teil des Holzes an. In das Bohrloch geben Sie einen Trinkhalm mit Knick und befestigen darunter ein Auffanggefäß (z. B. ein Marmeladenglas, das Sie mit einer Schnur am Stamm fixieren). Innerhalb eines Tages kann bis zu 1 l Saft auslaufen! Die Wunde des Baumes mit Wundwachs (in der Gärtnerei erhältlich) schließen. Wichtig: Nicht mehr als 2–3 l abzapfen. Die Prozedur an demselben Baum nur alle 2 Jahre wiederholen.

Flasche abfüllen. Das Haarwasser entweder nach dem Waschen ins nasse Haar einmassieren oder zur morgendlichen Kopfmassage verwenden.
Das Birken-Brennessel-Haarwasser kühl aufbewahren. So hält es sich etwa 1 Woche lang frisch.

Haarwäsche

¼ l Obstessig aufkochen lassen, 1 Handvoll frische oder getrocknete Brennnesseln damit übergießen. ½ Stunde ziehen lassen, dann durch Kaffeefilterpapier abseihen. Mit dieser Flüssigkeit das Haar jeden zweiten Abend leicht durchwaschen, sanft abtrocknen. Anschließend die Haarwurzeln mit etwas Klettenwurzelöl massieren.

Klettenwurzelöl

Unter dieser Bezeichnung erhalten Sie in der Apotheke einen öligen Auszug der Klettenwurzel. Das Öl enthält Gerbsäure, ätherische Öle und Inulin. Da es pflegende und wachstumsfördernde Eigenschaften besitzt, wird es gerne zur Haarpflege verwendet. Außerdem beugt es – auch in Zusammenhang mit allen anderen Brennesselbehandlungen – einer Austrocknung der Kopfhaut vor. Deshalb sollte diese 2mal wöchentlich mit Klettenwurzelöl einmassiert werden.

Haarspülung

Je 1 Handvoll Brennesselblätter und -wurzeln und eine in Scheiben geschnittene Zwiebel mit ½ l Wasser übergießen und 10 Minuten leicht köcheln lassen. Durch Kaffeefilterpapier abgießen. Nach dem Waschen als letzte Spülung verwenden und gut ins Haar einmassieren. Einmal wöchentlich anwenden.
Die Zwiebel ist ein altbewährtes Hausmittel zur Förderung des Haarwachstums. Alte Rezeptbücher behaupten sogar, daß die Haare wieder sprießen, wenn man morgens und abends die kahlen Stellen mit einer halben Zwiebel massiert.

Kräuter-Haarpackung

Zu gleichen Teilen Brennesselblätter, Rosmarin und Beinwellwurzeln mischen. Je nach Haarlänge 1-2 TL dieser Mischung mit 2-4 EL reinem Olivenöl (in der Apotheke erhältlich) verrühren und ¼ Stunde ziehen lassen. Das

Haar wie gewohnt waschen und leicht abtrocknen. Dann Haar und Kopfhaut mit der Kräuteröl-Mischung einmassieren. Zur besseren Wirksamkeit ein Duschhäubchen aufsetzen und ein Handtuch um den Kopf wickeln. ½ Stunde einwirken lassen, dann gründlich waschen und gut ausspülen, damit keine Öl- und Kräuterreste im Haar bleiben. Diese Packung mindestens alle 2 Wochen anwenden. Reines Olivenöl ist ein wertvolles Schönheitsmittel, weil es pflegend und kräftigend wirkt.

Kräuter-exeperte

Der Kräuterexperte Rudolf Fritz Weiß ist der Überzeugung, daß die Brennessel bei Menschen mit Neigung zu dünnem Haar eine Glatze verhindern hilft. Vor allem die Brennesseltinktur wird von ihm empfohlen. Dr. Weiß war Mitglied im Vorstand der Deutschen Medizinischen Kräutervereinigung und Autor mehrerer Bücher über Kräutermedizin. Er gilt als Nestor der deutschen Pflanzenheilkunde und war zuletzt Professor in Tübingen.

Was Sie sonst noch tun können:

- Massieren Sie täglich die Kopfhaut. Dabei bewegen Sie diese mit sanftem Fingerdruck kreisend auf der Schädeldecke. So wird die Durchblutung der Kopfhaut verbessert und die Haarwurzeln werden mit den benötigten Nährstoffen versorgt.
- Auch über den Speisezettel können Sie Ihre Haare „ernähren". Essen Sie öfter einmal – als Zwischendurchmahlzeit – Nüsse, Mandeln oder Sonnenblumenkerne. Diese enthalten die für das Haarwachstum wichtigen Vitamine B2, B6, Biotin und Pantothensäure. Auch in Käse und Leberwurst sind diese Vitamine enthalten. Die für das Haarwachstum unentbehrlichen Metalle Kupfer und Zink finden sich ebenfalls in Nüssen und Leber sowie in Vollkornprodukten und Gemüse.

Hautpflege

Was Sie über Ihre Haut wissen sollten

Die Haut ist das größte Organ des menschlichen Körpers. Sie ist gleichzeitig eine Klimaanlage, eine chemische Fabrik und ein Vorratsspeicher. Sie schützt den menschlichen Organismus vor der Außenwelt und stellt gleichzeitig die Verbindung mit ihr her. Man spricht davon, daß man ein „dickes Fell" hat, „dünnhäutig" ist oder daß etwas „unter die Haut" geht. Alle diese Ausdrücke machen deutlich, in welchem Ausmaß äußere Reize auf die Haut einwirken, die als Sinnesorgan dem Menschen äußerst komplexe Empfindungen vermitteln kann.

Die Aufgaben und Funktionen der Haut sind sehr vielfältig. Wenn man auch nicht behaupten kann, daß der Mensch sich „häutet" wie eine Schlange, so ändert die Haut doch dauernd ihre Beschaffenheit, indem sie abgestorbene Zellen abstößt (bis zu 6 g am Tag) und gleichzeitig neue bildet.

> **Tip:**
> Wenn Sie Ihre Haut angemessen und sinnvoll pflegen wollen, sollten Sie sie vorher möglichst genau kennenlernen. Nur so können Sie wissen, was Ihre Haut braucht, um gesund zu bleiben und schön und jugendlich auszusehen.

Je nach Größe eines Menschen beträgt seine Hautoberfläche 1,5 bis 2 Quadratmeter; sie macht etwa 1/6 seines Körpergewichtes aus. Die gesamte Hautoberfläche enthält etwa 2 Millionen Drüsen und ein Netz aus Blutgefäßen, das bis zu 50 km lang sein kann!

Die Haut besteht aus drei Hauptschichten:

- Oberhaut. Diese besteht aus der Hornhaut, deren abgestorbene Zellen ständig abgestoßen werden, und der Keimschicht, in der die neuen Zellen gebildet werden.
- Lederhaut. Sie enthält, in festes Bindegewebe eingebettet, Blutgefäße, glatte Muskelfasern, Drüsen und Sinnesorgane.
- Unterhaut. Sie verbindet die Haut mit den tiefer gelegenen Körperteilen und besteht aus lockerem Bindegewebe und Fettzellen. Sie ist der Wasser- und Fettspeicher der Haut und schützt den Körper dadurch vor Auskühlung und Austrocknung.

Der Wärmehaushalt unserer Haut wird dadurch reguliert, daß die Haut sich ständig den Außentemperaturen anpaßt. Sinkt die Außentemperatur, so ver-

engen sich die feinen Blutgefäße der Lederhaut und reduzieren so den Wärmeverlust. Bei ansteigenden Außentemperaturen erweitern sie sich und verhindern so eine Überhitzung des Körpers.
Als Speicherorgan „bevorratet" die Haut lebenswichtiges Fett und legt außerdem Wasser-, Zucker- und Mineralsalzdepots an. Alle diese Stoffe werden bei Bedarf von der Haut abgegeben und dem Organismus zugeführt.
Der Säuremantel der Haut stellt einen wesentlichen Faktor zur Gesunderhaltung des Körpers dar. Dieser Säuremantel setzt sich u.a. aus bestimmten Fettsäuren aus der Produktion der Schweiß- und Talgdrüsen und aus den in der Hornschicht enthaltenen wasserlöslichen Substanzen zusammen. Die Fettsäuren haben die Aufgabe, das Wachstum von krankmachenden Mikroorganismen auf der Hautoberfläche zu bremsen.
Außerdem schützt die Haut den Organismus vor mechanischen Einwirkungen wie Schlag, Stoß und Druck, hält schädliche Lichtwirkungen von den Organen fern, entlastet – indem sie durch den Schweiß einen Teil des Abtransports von Gift- und Abfallstoffen übernimmt – die Tätigkeit von Nieren und Darm. Nicht zuletzt findet immerhin 1% der Atmung durch die Haut statt!
Eine sehr wichtige Funktion der Haut ist ihr Tastsinn. Auf der winzigen Fläche von einem einzigen Quadratzentimeter befinden sich im Durchschnitt 2 Wärme- und 10 Kälterezeptoren, 20 Talg- und 100 Schweißdrüsen, 5 Haare, 25 Tastkörperchen (auf der Handinnenfläche sind es sogar 200 pro Quadratzentimeter!) und 200 Schmerzkörperchen.
Durch die in ihr gelagerten Nervenenden wird die Haut zu einem hochempfindlichen Sinnesorgan. Es dient als eine Art Informationszentrum, das dem Körper hilft, sich an Umweltveränderungen anzupassen. Notfalls ist die Haut sogar in der Lage, den Verlust eines Sinnesorgans in gewisser Form zu ersetzen: Wenn ein Mensch sein Augenlicht verloren hat, entwickeln beispielsweise die Fingerspitzen eine gesteigerte Sensibilität.

Hautbeschaffenheit

Die Beschaffenheit der Haut wird nicht nur von äußeren Einflüssen, sondern auch vom körperlichen und seelischen Gesamtzustand eines Menschen bestimmt. Der Zustand der Haut ist ein Merkmal des inneren Wohlbefindens oder – wie man so schön sagt – ein „Spiegel der Seele".

Weitere wichtige Eigenschaften der Haut sind ihre Dehnbarkeit und ihre Schmiegsamkeit. Dadurch wird die Anpassung an Veränderungen des Körpers (z.B. durch eine Schwangerschaft, durch Gewichtsabnahme oder -zunahme), an Bewegungen usw. ermöglicht. Diese Funktion wird im wesentlichen von der Lederhaut erfüllt. Ihre elastischen Fasern umgeben den Körper wie ein Gummizug. Im Laufe der Jahre werden diese Fasern jedoch immer mehr durch nicht-elastische Fasern ersetzt. Um die Elastizität zu erhalten, kann man allerdings eine Menge tun: Gymnastik treiben, trockenbürsten, massieren.
Die Haut ist ein lebendiges Stück Natur und will deshalb auf natürliche Weise gepflegt sein. Von innen und außen kann gerade die Brennessel sie gesund, schön und leistungsfähig erhalten!

Fette, unreine Haut

Da die Brennessel den Hautzustand harmonisiert, sind die folgenden Rezepte auch für die trockene und empfindliche Haut gut geeignet.

So pflegen Sie Ihre Haut richtig:

Besonders die Gesichtshaut ist den Witterungseinflüssen besonders stark ausgesetzt. Aber auch durch dekorative Kosmetik (Make-up) wird sie besonders belastet. Deshalb sollten Sie Ihrem Gesicht ganz speziell eine vernünftige und liebevolle Pflege gönnen! Die Gesichtspflege erfolgt in 3 Stufen:

- Reinigen
- Stimulieren
- Pflegen und Schützen.

Was die Reinigung anbetrifft, so gibt es Menschen, die auf die ausschließliche Verwendung von Wasser und Seife schwören, während andere die Seife strikt ablehnen. Die Dermatologen sind sich in dieser Hinsicht ebenfalls nicht einig. So sollte jeder selbst ausprobieren, was für seinen Hauttyp am besten geeignet ist. Auf jeden Fall sollte eine überfettete, unparfümierte Seife – z.B. Babyseife – verwendet und der Seifenschaum sehr gründlich abgespült werden.
Wer keine Seife verwenden möchte, nimmt zur Hautreinigung eine Reinigungsmilch oder auch ein reines Pflanzenöl (Weizenkeim-, Avocado-, Oli-

ven- oder süßes Mandelöl – alle diese Öle sind in der Apotheke erhältlich). Solche Öle eignen sich auch sehr gut zum Entfernen von Make-up. Nach jeder Reinigung das Gesicht gut abspülen und mit dem Handtuch trockentupfen – jedes Rubbeln oder Zerren schadet der Haut. Anschließend wird zur Nachreinigung und Belebung der Haut ein Gesichtswasser verwendet. Creme dient dazu, die Haut vor schädlichen Umwelteinflüssen zu schützen, sie geschmeidig zu machen und ihre Struktur zu verbessern. Es gibt so viele Cremesorten für alle Tages- und Nachtzeiten, für verschiedene Hauttypen, für die unterschiedlichsten Gelegenheiten usw., daß man kaum weiß, wonach man sich bei dieser verwirrenden Vielzahl richten soll. Dabei ist eine gute Fettcreme ausreichend. Nur sollte man darauf achten, daß diese Creme nicht auf Mineralölbasis, sondern auf der Grundlage von Pflanzenölen hergestellt ist. Inzwischen stellen viele Firmen gute Naturkosmetika her, so daß es nicht allzu schwierig sein sollte, eine Creme zu finden, die Ihrem Hauttyp entspricht.

Gesichtsreinigung

Das Gesicht sollte morgens und abends gewissenhaft gereinigt werden. Auch morgens haben sich auf der Haut durch Staub, Schweiß und abgestorbene Hautzellen Schmutzpartikel angesammelt. Und natürlich sollten Sie Ihr Gesicht auch jedesmal reinigen, bevor Sie ein neues Make-up auflegen.

Dampfbäder und Kompressen

Mindesten einmal wöchentlich sollten Sie sich – nach erfolgter „normaler" Gesichtsreinigung – ein Gesichtsdampfbad oder eine Kompresse gönnen – sozusagen als „Tiefenreinigung". Dampfbäder bewirken nämlich im wahrsten Sinne des Wortes eine „porentiefe" Reinigung der Haut, weil durch ihre feuchte Wärme die Haut erweicht und eine starke Schweißentwicklung herbeigeführt wird, durch die Schmutzpartikel und abgestorbene Hautschüppchen ausgeschwemmt werden. Nach einem solchen Gesichtsdampfbad ist die Haut immer besonders aufnahmefähig für eine pflegende Packung oder eine erfrischende Maske. Es empfiehlt sich also, beide Pflegemaßnahmen möglichst zu kombinieren. Ein Dampfbad ist sehr einfach zubereitet. Sie geben einige Teekräuter (Ka-

Achtung:
Gesichtswasser ist kein Ersatz für die gründliche Gesichtsreinigung, sondern es dient hauptsächlich der Durchblutung der Haut!

mille, Holunder, Birkenblätter o.ä.) in eine tiefe Porzellan- oder Steingutschüssel und füllen diese mit kochendem Wasser auf. Dann beugen Sie sich über die Schüssel und umhüllen den Kopf so mit einem Handtuch, daß möglichst wenig Dampf entweichen kann. Unter diesem Handtuch bleiben Sie so lange, bis das Wasser abgekühlt ist und keinen Dampf mehr entwickelt – also etwa 10 Minuten. Nach Beendigung des Dampfbades das Gesicht trockentupfen und mit Gesichtswasser stimulieren.

Kompressen wirken im Prinzip genauso wie Gesichtsdampfbäder: durch feuchte Wärme, bei der sich die Wirkung der Kräuterzusätze voll entfalten kann. Die Kräuter in eine Porzellan- oder Steingutschüssel geben und mit kochendem Wasser auffüllen. Dann die Flüssigkeit abseihen. Ein kleines Frotteetuch in den Kräuteraufguß tauchen, auswringen und auf das gereinigte Gesicht auflegen. Drücken Sie das Tuch mit den Händen fest an und tauchen Sie es immer wieder in die Flüssigkeit, sobald es abkühlt oder antrocknet. Nach dem Abnehmen der Kompresse wird das Gesicht trockengetupft, mit Gesichtswasser stimuliert und wie gewohnt eingecremt.

Gesichtspackungen und -masken

Während eine Maske auf der Haut erstarrt und mehr oder weniger luftundurchlässig wird (beispielsweise bei einer Maske mit Heilerde), bleibt eine Packung (beispielsweise mit pflanzlichen Ölen hergestellt) weich und luftdurchlässig. Für die trockene, empfindliche Haut empfehlen sich die schonenderen Gesichtspackungen, während für die normale, vor allem aber für die fettige, unreine Haut die durchblutungsfördernden Masken in Frage kommen.

Sowohl mit Masken als auch mit Packungen kann man bei regelmäßiger Anwendung ganz gezielt kleinen Schönheitsfehlern, beispielsweise Gesichtsblässe, Pickeln usw. beikommen. Damit sich die optimale Wirkung einer Maske oder Packung entfalten kann, sollte die Haut nach der normalen Gesichtsreinigung durch ein Dampfbad oder eine Kompresse vorbereitet werden – so können damit die Poren sich öffnen.

> Tip:
> Denken Sie daran, Ihre Haare zurückzustecken oder aufzubinden, bevor Sie eine Packung oder Maske auftragen!

Die Anwendung ist denkbar einfach: Die frisch angerührte Maske oder Packung wird sanft und gleichmäßig auf das Gesicht aufgetragen. Auf die Augenpartie – die immer ausgespart bleiben sollte – können Sie angefeuchtete Teebeutel (schwarzer Tee, Kamillen- oder Malventee) legen. Wenn Sie die jeweilige Maske oder Packung etwas reichlicher bemessen, sind auch Dekolleté und Oberarme für diese Pflege dankbar!

Masken sollten maximal 15 Minuten einwirken, während Packungen bis zu ½ Stunde auf der Haut bleiben können. Während der Einwirkungszeit sollten Sie sich entspannt hinlegen, Musik hören oder an gar nichts denken. Wer wenig Zeit hat, kann sich allerdings auch die Nägel lackieren oder einen Brief schreiben.

Tip:
Masken und Packungen entfalten ihre Wirkung besonders gut nach einem Bad, weil die Haut schwitzt.

Das Entfernen der Maske oder Packung sollte so sanft wie möglich geschehen – ohne jedes Reiben oder Zerren der Haut. Das Gesicht wird mit reichlich Wasser abgespült und behutsam trockengetupft. Anschließend mit den Fingerspitzen sanft eine Creme in die Haut einklopfen.

Kompressen

1 Handvoll frische oder getrocknete Brennesselblätter mit ¼ l kochendem Wasser übergießen. 10 Minuten zugedeckt ziehen lassen, abseihen. Ein kleines Frotteetuch darin auswringen und auf das gut gereinigte Gesicht auflegen. Alle 2-3 Tage wiederholen.

Wichtig:
Achten Sie darauf, daß die Kräutermasse nicht auf Ihre Kleidung tropft – es könnten hartnäckige Verfärbungen entstehen. Am besten einen Frisierumhang umlegen.

Brennesselpackung

Je 1 Handvoll frische Brennessel- und Löwenzahnblätter fein hacken, mit etwas Wasser übergießen. 10 Minuten leicht köcheln lassen, bis eine breiartige Masse entsteht. Diese auf das gut gereinigte Gesicht auftragen und mit einer feuchtwarmen Kompresse (Mulltuch oder kleines Frotteehandtuch) abdecken. Nach 15 Minuten mit reichlich lauwarmem Wasser abwaschen und wie gewohnt eincremen.

Brennesselmaske

2 EL frische oder getrocknete Brennesselblätter mit 1 Tasse kochendem Wasser übergießen, 10 Minuten zugedeckt ziehen lassen, abseihen. Mit einem Teil der Flüssigkeit 2 EL Heilerde zu einem Brei verrühren und 5 Trop-

fen Arnikatinktur (beides in der Apotheke erhältlich) dazugeben. Die Masse auf das gereinigte Gesicht auftragen und 20 Minuten einwirken lassen. Danach mit viel lauwarmem Wasser abwaschen und das Gesicht nochmals mit dem restlichen Brennesseltee waschen. Wie gewohnt eincremen. Bei Pickeln sollte die Maske 2mal wöchentlich angewendet werden.

Heilerde

Heilerde ist gereinigter Ton oder Lehm, der keimfrei gemacht wurde. Heilerde wirkt entzündungshemmend, hautklärend und durchblutend. Deshalb ist sie besonders gut zur Behandlung fettiger und unreiner Haut geeignet.

Brennessellotion

4 Handvoll (möglichst frische) Brennesselblätter mit Wasser übergießen, so daß sie bedeckt sind. 5 Minuten leicht köcheln lassen, dann durch ein Mulltuch pressen. Die entstandene Flüssigkeit mit der gleichen Menge Rizinusöl (in der Apotheke erhältlich) mischen und in ein dunkles Fläschchen abfüllen. Vor Gebrauch schütteln. Zweimal wöchentlich die Gesichtshaut damit dünn einmassieren oder Pickel und Mitesser betupfen.

Brennesselcreme

Frische Brennesselblätter in den Entsafter geben und etwa 1 TL des Saftes unter eine kleine Menge Ihrer normalen Pflegecreme mischen.

Was Sie sonst noch tun können:

- Achten Sie auf eine ausgewogene Ernährung – mit viel Obst und Gemüse, vor allem in Form von Rohkost, und mit reichlich Vollkornprodukten. So unterstützen Sie die Schönheit von innen und tun gleichzeitig viel für Ihre Gesundheit!
- Frische Luft – vor allem, wenn es regnet oder neblig ist, führt der Haut Sauerstoff und Feuchtigkeit zu, macht sie nicht nur zart und rosig, sondern auch gesund und widerstandsfähig.
- Die Haut ist der Spiegel Ihrer Seele! Deshalb sind auch Yoga-Übungen, Autogenes Training und Meditationsübungen wichtig – für Ihr inneres und äußeres Wohlbefinden.

Brauen- und Wimpernpflege

Auch Wimpern und Brauenhaare können von der Brennessel profitieren und wachsen dadurch länger und dichter. Außerdem erhalten sie dadurch eine dunklere Färbung.

2 EL Brennessel mit 100 ml Wasser übergießen, 5 Minuten köcheln lassen, dann durch Kaffeefilterpapier abseihen und in ein dunkles Fläschchen abfüllen. Jeweils 1 TL dieser Flüssigkeit mit 1 TL Rizinusöl (aus der Apotheke) gut verrühren. Die entstandene Mischung jeden zweiten Abend mit einem Bürstchen auf Wimpern und Augenbrauen auftragen. Am nächsten Morgen Wimpern und Augenbrauen mit einem in Rosenwasser (ebenfalls in der Apotheke erhältlich) getränkten Wattebausch reinigen.

Rizinusöl und Rosenwasser

Das aus dem in Mittelamerika beheimateten Rizinusstrauch gewonnene, dickflüssige Öl ist nicht nur als Abführmittel bekannt. Äußerlich angewendet fördert es auch den Haarwuchs.

Rosenwasser ist ein Nebenprodukt, das bei der Destillation des kostbaren Rosenöls entsteht. Wegen seines belebenden Rosenduftes und seiner hautverschönernden Wirkung ist es jedoch viel mehr als nur ein Wasserersatz!

Brennesseln in der Küche

Lange Zeit galten Brennesselgerichte als „Arme-Leute-Essen". Nur in Notfällen - etwa in der Kriegs- und Nachkriegszeit - besann man sich auf das vitaminreiche und wohlschmeckende Wildgemüse, das überall reichlich zu finden war. Im Ersten Weltkrieg wurden Brennesselblätter von mehreren Nährstoffwerken sogar zu vegetabilischer Wurst verarbeitet!

Inzwischen erobert sich die Brennessel jedoch in immer stärkerem Maße unsere Küchen - und das gilt nicht nur für Gesundheitsapostel und Müslifanatiker, sondern vor allem auch für Feinschmecker. Aus Brennesseln läßt sich eine Fülle vielseitiger und wohlschmeckender Gerichte zaubern, die obendrein preiswert und gesund sind. Schon der französische Romancier Victor Hugo (1802–1885), der auch ein ausgezeichneter Koch war, sagte: „Wenn die Brennessel jung ist, ergeben ihre Blätter ein hervorragendes Gemüse!"

Hinweise zum Sammeln und Konservieren

- Die Brennesseln möglichst am zeitigen Morgen sammeln, wenn der Saft in der Pflanze hochsteigt.
- Frische Brennesselblätter schmecken am besten im Frühling (etwa von März bis Mai), können aber bis in den Oktober hinein geerntet werden - dann sollten allerdings möglichst nur die Spitzen geerntet werden.
- Solange die Brennesseln noch nicht höher als 6–10 cm sind, kann die Pflanze mitsamt dem Stengel gesammelt werden. Später werden die Spitzen bis etwa 5 cm abgepflückt. Dies sollte vor der Blüte geschehen, weil die Brennesselpflanze sonst schon zu viel Schwefel gebildet hat.
- Wenn Sie keine Brennesseln im eigenen Garten haben, achten Sie darauf, diese an wenig begangenen Wegen oder an lichten Waldstellen zu ernten. Straßennahe Gebiete sind wegen der Abgasverschmutzung nicht empfehlenswert. In der Nähe von Feldern und Wiesen muß man mit einer Giftstoffbelastung durch Pflanzenschutzmittel oder Dünger rechnen.
- Beim Pflücken der Brennesseln sollte man Gummihandschuhe tragen, um sich nicht die Finger zu „verbrennen".

- Bei der Zubereitung junger, zarter Brennesselblätter für Salate darauf achten, diese so fein zu hacken wie Petersilie. Dann brennen die Blättchen nicht mehr.
- Wenn Sie Brennesselgerichte zubereiten, die Milch, Sahne oder Quark enthalten, sollten Sie die Brennesseln erst kurz vor ihrer Verwendung zerkleinern und untermischen. Nach längerem Stehen wird die Milch sonst leicht braun und unansehnlich.
- Brennesseln lassen sich – gewaschen und noch leicht feucht – in einem Deckelgefäß bis zu 3 Tagen im Kühlschrank aufbewahren.
- Junge, zarte Brennesselpflanzen trocknen sehr schnell auf sauberem Papier an einem warmen trockenen Ort. Nie auf Betonboden o.ä. legen, sondern möglichst auf einen Lattenrost, damit sie auch von unten her gut belüftet werden.
- Wenn Sie die Pflanzen auf 1–2 cm zerschneiden, behalten sie ihre grüne Farbe besser und duften auch intensiver, als wenn sie in Büscheln getrocknet werden.
- Von älteren Brennesseln sollten zur Trocknung nur die Blätter verwendet werden.
- Die getrockneten Brennesseln in Papiertüten (beispielsweise Getreidetüten), in Schraubdeckelgläsern oder Blechdosen aufbewahren. Pressen Sie die trockenen Blätter nie in das Gefäß, sondern schichten sie ganz locker hinein.
- Für Brennesselpulver (als Würze) immer nur einen Vorrat für 2–3 Wochen im Mörser zerreiben.
- Frisch gegrabene Brennesselwurzeln sofort abbrausen. Nach Dicke der Wurzeln locker bündeln und an einem luftigen und vor allem sehr trockenen Platz aufhängen. Erst dann in etwa 1 cm lange Stücke schneiden und in Papiertüten, Gläsern oder Blechdosen aufbewahren.

Salate

Für Salate sollten Sie nur ganz junge Brennesselblätter oder die Brennesselspitzen verwenden, da diese noch nicht brennen. Die Nesseln gut mit der Salatsauce verrühren. Sie können die Brennesselblätter auch für ½ Stunde in kaltes Wasser legen, damit eventuelle Brennhaare inaktiviert werden.

Brennesselsalat mit Joghurtsauce

4 Handvoll Brennesselblätter
1 Becher naturreiner Joghurt
Saft von ½ Zitrone
Zucker (oder Honig)
Salz
1 Bund Petersilie

Die Brennesselblätter waschen, gut abtropfen lassen, dann in feine Streifen schneiden. Den Joghurt mit Zitronensaft, Zucker (oder Honig) und Salz gut verrühren. Die Petersilie waschen und hacken, dann unter die Brennesselblätter mischen. Den Salat gut mit der Sauce verrühren.

Brennesselsalat mit Birnenwürfeln

4 Handvoll Brennesselblätter
2 EL gehackte Haselnüsse
1 Birne
3 EL saure Sahne
1 EL Obstessig
Honig nach Geschmack
etwas Salz
Basilikum

Aus Sahne, Obstessig und Honig eine Salatsauce mischen. Mit Salz und Basilikum würzen. Die Brennesseln unter kaltem Wasser abspülen und in feine Streifen schneiden. Die Birne schälen und in kleine Würfel schneiden. Brennesseln und Birne mit der Sauce gut vermischen. Den Salat mit den gehackten Haselnüssen bestreuen.

Brennessel-Eier-Salat

4 hartgekochte Eier
4 Handvoll Brennesselblättchen
Oliven- oder Sonnenblumenöl
Essig oder Zitronensaft
Salz
etwas Senf

Aus Öl und Essig oder Zitronensaft eine Marinade herstellen. Mit Salz und Senf abschmecken. Die Eier kleinschneiden, die Brennesseln fein hacken. Gut mit der Marinade vermischen und mit frischen Kräutern (Petersilie, Schnittlauch) bestreuen.

Weißkrautsalat mit Brennesseln

4 Handvoll Brennesselblätter
¼ Weißkohlkopf
1-2 EL Kümmel (eventuell gemahlen oder im Mörser zerstoßen)
½ TL Wacholderbeeren
Kräutersalz
½ Tasse Leinöl
¼ Tasse Sauerkrautsaft
(oder ein Gemisch aus Obstessig und Gemüsebrühe)

Den Weißkohl hobeln oder mit dem Messer in feine Streifen schneiden, mit Kümmel, Wacholderbeeren und Salz würzen. Alles mit einem Holzstampfer (oder auch mit den Fäusten) weichklopfen, bis das Kraut saftig wird. Das Leinöl mit dem Sauerkrautsaft gut verquirlen und über das Kraut geben. Die Brennesselblätter waschen, gut abtropfen lassen und kleinhacken. Mit dem Kohl vermischen und vor dem Servieren ¼ Stunde ziehen lassen.

Wacholderbeeren

Wacholderbeeren und Kümmel geben dem Kohl nicht nur einen pikanten Geschmack, sondern machen ihn auch leichter verdaulich.

Brennessel-Kräuter-Salat mit gerösteten Hühnerhautstreifen

4 Handvoll Brennesseln, Löwenzahn, Brunnenkresse, Sauerampfer usw.
1 Zwiebel
etwas scharfer Senf
Olivenöl
Kräuteressig
Pfeffer und Salz
Hühnerhaut

Öl, Essig, Senf, Salz und Pfeffer zu einer Marinade verquirlen. Die gewaschenen und gut abgetropften Kräuter in feine Streifen schneiden, die Zwiebel fein würfeln. Den Salat unter die Sauce mischen.
Die Hühnerhaut in schmale Streifen schneiden, in wenig Fett in der Pfanne goldgelb rösten. Die Streifen leicht salzen und zum Salat geben. Sofort servieren.

Huhn

Bei manchen Hühnergerichten (Frikassee, Coq au vin usw.) wird die Haut des Huhns nicht mitverwendet. Werfen Sie die Haut nicht fort – knusprig geröstet paßt sie sehr gut zu aromatisch-bitteren Kräutersalaten, mit denen das Fettaroma eine gelungene Verbindung eingeht.

Suppen

Gemüsebrühe

Sie können Gemüsebrühe selbst aus Gemüseresten (beispielsweise den Schalen von Möhren, Sellerie usw.) herstellen, aber auch gekörnte Brühe oder Brühwürfel verwenden.

Einfache Brennesselsuppe

1 kg junge Brennesselblätter
1 l Gemüsebrühe
1 Stück Butter
etwas Kräutersalz

Die Brennesseln in der Brühe etwa 10 Minuten köcheln, dann abseihen oder kleingehackt wieder zur Suppe geben. Die Butter dazugeben und nach Geschmack nachsalzen. Dazu paßt Baguettebrot.

Brennesselsuppe mit Getreideschrot

2 Handvoll Brennesselblätter
25 g Gerste
25 g Hafer
¼ TL Fenchel
Kräutersalz
Muskat
3–4 EL saure Sahne

Die Brennesseln mit 1 l kochendem Wasser übergießen, 2–3 Minuten ziehen lassen. Durch ein Sieb abgießen und das Wasser auffangen. Gerste, Hafer und Fenchel fein mahlen (in der Getreidemühle oder in der elektrischen Kaffeemühle). Das Brennesselwasser wieder zum Kochen bringen und das Getreide mit dem Quirl hineinrühren. Einige Minuten köcheln lassen, dann mit Salz und Muskat würzen, die feingehackten Brennesseln dazu geben und die saure Sahne unterrühren.

Brennesselsuppe mit Haferflocken

20 g feine Haferflocken
2 Handvoll Brennesselblätter
einige Aniskörner
Kräutersalz
Muskat
1 Knoblauchzehe
1 Tasse Milch
1 EL Butter
4 EL Schlagsahne

Die Haferflocken mit etwas Wasser übergießen und 2 Stunden weichen lassen. Die Brennesseln waschen und gut abtropfen lassen. 2/3 davon mit den Aniskörnern in ½ l Wasser ¼ Stunde leicht köcheln lassen. Abseihen und gut ausdrücken, dabei das Brennesselwasser auffangen. Die Flocken hineinrühren und 10 Minuten leicht köcheln lassen. Mit Salz, Muskat und ausgepreßtem Knoblauch würzen. ½ Stunde nachquellen lassen. Die heiße (nicht kochende!) Milch hinzugeben und das letzte Drittel Brennesselblätter fein gehackt zufügen. Mit der Butter und der Sahne verfeinern. Nochmals mit den Gewürzen abschmecken.

Eisen

Nicht nur Brennesseln sind eisenhaltig – dasselbe gilt auch für Hafer. Wer unter Eisenmangel leidet oder neue Energien braucht, findet in der Kombination von Hafer und Brennesseln ein ideales Tonikum für Leib und Seele!

Brennesselsuppe mit Tomaten

4 Handvoll Brennesselblätter
4 Zwiebeln
2-3 EL Butter
½ l Fleisch- oder Gemüsebrühe
1 Glas Weißwein
1 kg Tomaten
Salz und Pfeffer
einige EL Schlagsahne
1 Bund frischer Oregano

Die Zwiebeln kleinhacken, in einem Topf in der Butter andünsten. Die gewaschenen, gut abgetropften und kleingeschnittenen Brennesseln dazugeben und unter ständigem Rühren zusammenfallen lassen. Mit der heißen Fleischbrühe übergießen und 20 Minuten köcheln lassen. Dann pürieren und mit Salz und Pfeffer abschmecken.
Die Tomaten mit kochendem Wasser übergießen, enthäuten, halbieren und entkernen. In feine Streifen schneiden und zur Suppe geben. Den Weißwein dazugeben. Oregano fein hacken und unter die Suppe rühren. Alles noch einmal kurz aufkochen lassen. Vor dem Servieren etwas Schlagsahne unterrühren.

Brennesselsuppe mit Fleischbrühe

Suppenknochen vom Schwein oder Rind
1 Zwiebel
etwas Butter
1 EL Mehl
frische Brennesselblätter
Schlagsahne

Aus den Knochen unter Zugabe von etwas Kräutersalz eine kräftige Fleischbrühe kochen. Das Fleisch von den Knochen lösen und kleinschneiden. Die feingehackte Zwiebel in der Butter andünsten, mit dem Mehl überstreuen und goldgelb rösten. Mit der Fleischbrühe ablöschen. Pro

Person eine Tasse feingehackte Brennesseln in die Suppe geben und kurz ziehen lassen. Nach Geschmack salzen und Schlagsahne unter die Suppe ziehen.

Brennessel-Kräutersuppe mit Erbsen

250 g grüne Trockenerbsen
3 Kartoffeln
1 kg Fleischknochen vom Schwein oder vom Rind
4 Handvoll Brennesseln und andere Wildkräuter (beispielsweise Löwenzahn, Gänseblümchen, Sauerampfer)
3 Zwiebeln
3 Knoblauchzehen
etwas Butter
Salz und Pfeffer

Die Erbsen über Nacht einweichen, garen. Die Fleischknochen garen, die Fleischstücke auslösen und in Würfel schneiden. ½ l der Fleischbrühe beiseite stellen. Die Kartoffeln in Würfel schneiden und ebenfalls garen. Die Zwiebeln würfeln und in Butter andünsten. Die gewaschenen, gut abgetropften und zerschnittenen Wildkräuter dazugeben und dünsten, bis sie zusammenfallen. Mit ½ l der Fleischbrühe aufgießen, ¼ Stunde köcheln lassen. Den ausgepreßten Knoblauch dazugeben. Die Suppe pürieren und mit Salz und Pfeffer abschmecken. Die Erbsen mitsamt dem Kochwasser dazugeben, noch einmal aufkochen lassen. Zum Schluß das gewürfelte Schweinefleisch in der Suppe nochmals erhitzen.

Tip:
Wenn Sie eine sehr cremige Suppe wünschen, pürien Sie das Ganze nochmal.

Brennesselsuppe mit Schinken und Ei

1 l Fleisch- oder Gemüsebrühe
200 g Kochschinken
3 EL Butter
3 EL Milch
500 g Brennesselblätter
1/8 l saure Sahne
2 EL gehackte Petersilie
1 TL Dill
pro Person 1 hartgekochtes Ei

Den Schinken in kleine Streifen schneiden und in der heißen Brühe ziehen lassen. Die Butter in einem Topf erhitzen, das Mehl hinzugeben und so viel Milch hineinrühren, daß eine dickflüssige Soße entsteht. Mit Muskat würzen. Die gewaschenen und gehackten Brennesselblätter dazugeben, mit der Brühe aufgießen und 5 Minuten köcheln lassen. Vom Herd nehmen, die Sahne einrühren und mit Pfeffer und Salz abschmecken. Die Kräuter darüberstreuen. Beim Servieren in jeden Teller ein halbiertes Ei legen.

Brennessel-Sauerampfersuppe (nach Barbara Rütting)

1 Zwiebel
1 Bund Suppengrün
2 EL Sonnenblumenöl
500 g Brennesselblätter
500 g Sauerampferblätter
1 Lorbeerblatt
1 l Gemüsebrühe
Kräutersalz
Pfeffer
Muskat
1/8 l saure Sahne

Die Zwiebel hacken, das Suppengrün waschen und kleinschneiden. Die Brennessel- und Sauerampferblätter waschen, gut abtropfen lassen und kleinschneiden. Zwiebel und Suppengrün in dem Öl dünsten. Brennesseln, Sauerampfer und das Lorbeerblatt zufügen. Kurz dünsten, bis die Blätter zusammenfallen. Mit Gemüsebrühe auffüllen und mit den Gewürzen abschmecken. Zum Schluß die saure Sahne unterziehen.

Abwand-lungen

Abwandlungen:

- 1 TL Senf, eine in kleine Stücke geschnittene Salatgurke und viel gehackten Dill zur Suppe geben.
- Frisch geriebenen Meerrettich, Petersilie, Majoran, Zitronenmelisse, Rosmarin dazugeben.
- 1 Eigelb und etwas Butter darunterrühren.

Brennessel-Kräutersuppe mit Wein

2 Handvoll junge Brennesselblätter
1 Handvoll Sauerampfer
1 Handvoll Brunnenkresse
etwas Butter
4–6 mittelgroße Kartoffeln
½ l Gemüsebrühe
¼ l weißer Landwein
etwas Salz

Die Kräuter gut waschen, abtropfen lassen und in feine Streifen schneiden. In heißer Butter kurz angaren, dann mit der heißen Gemüsebrühe übergießen. Die Kartoffeln in kleine Würfel schneiden und getrennt garen. Die Kartoffeln abgießen und zur Kräutersuppe geben. Den Wein zufügen, nochmals kurz aufkochen lassen und nach Geschmack mit etwas Salz nachwürzen.

Neunkräutersuppe

4 Handvoll Brennesselblätter und andere Wild- und Gartenkräuter
1 l Gemüsebrühe
etwas Salz
etwas Schlagsahne

Die Kräuter waschen, gut abtropfen lassen und fein zerschneiden. 2 Gemüsebrühwürfel in 1 l Wasser aufkochen lassen, die Kräuter 5 Minuten darin ziehen lassen. Etwas Schlagsahne darunter geben und eventuell nachsalzen. Sehr gut paßt ein hartgekochtes, halbiertes Ei in die Suppe.

Neunkräutersuppe

Diese Suppe wird in vielen ländlichen Gegenden traditionell am Gründonnerstag gegessen. Ein wichtiger Bestandteil der Kräutermischung ist die Brennessel. Außerdem sollten alle Kräuter, die sich in Feld, Wiese und Garten finden lassen, verwendet werden (es dürfen auch mehr als neun sein!), beispielsweise: Sauerampfer, Gänseblümchen (Blätter und Blüten), Schafgarbe, Wegerich, Löwenzahn, Taubnessel, die frischen Sprossen von Holunderblättern, Brunnenkresse, Gundermann, Waldmeister, außerdem Petersilie, Schnittlauch, Estragon, Borretsch, Dill usw.
Es macht viel Freude, die Kräuter für diese Suppe zu entdecken und zu sammeln. Gerade für Kinder ist dies eine schöne Vorbereitung fürs Osterfest.

Saucen

Brennesselsauce 1

1-2 Becher saure Sahne
1 TL gemahlener Fenchel
Kräutersalz
2-4 Handvoll Brennesselblätter

Die Brennesselblätter waschen, gut abtropfen lassen und fein zerhacken. Alle Zutaten zusammenrühren. Dazu paßt ausgequollene Hirse oder Getreidegrütze.

Brennesselsauce 2

3 Handvoll Brennesseln
1 Zwiebel
1 Knoblauchzehe
1 EL Butter
1 EL Mehl
½ l Fleisch- oder Gemüsebrühe
1 Becher Crème fraîche
Salz
etwas Zitronensaft
Muskat

Die Zwiebel und die Knoblauchzehe abziehen und fein hacken. In der Butter leicht andünsten, mit dem Mehl bestäuben und goldgelb rösten. Mit der heißen Brühe ablöschen. Die gewaschenen, gut abgetropften und fein zerhackten Brennesseln darunterrühren und das Ganze 15 Minuten sachte köcheln lassen. Die Crème fraiche unterrühren und mit Salz, Zitronensaft und Muskatnuß abschmecken. Die Sauce paßt vorzüglich zu Fischgerichten.

Brennesselsauce 3

2 Handvoll Brennesseln
Butter
etwas Schlagsahne
Salz

Die Brennesseln waschen, gut abtropfen lassen und in etwas Butter andünsten. Pürieren und mit etwas Sahne zu einer breiartigen Sauce vermischen. Nach Geschmack salzen.
Die Sauce schmeckt hervorragend zu gedünsteten oder gekochtem Fisch, zu gekochtem Fleisch und Geflügel.

Frankfurter Grüne Sauce

2 Handvoll Brennesseln und andere Wild- oder Gartenkräuter
2-3 hartgekochte Eier
3-4 EL Olivenöl
Salz und Pfeffer
1 TL Senf
Essig
1 EL Kapern
1 Essiggurke
1 TL fein gehackte Zwiebeln

Die Kräuter waschen, gut abtropfen lassen und sehr fein hacken oder im Mixer unter Zugabe von etwas Sahne zerkleinern. Eigelb mit der Gabel zerdrücken und langsam mit dem Öl verrühren. Mit Salz, Pfeffer, Senf, Essig, feingehackten Kapern, der kleingeschnittenen Gurke und der feingehackten Zwiebel vermischen. Zum Schluß die Kräuter, etwas Sahne und das feingehackte Eiweiß daruntergeben.

Grüne Sauce

Diese traditionsreiche Sauce, die hervorragend zu gekochtem Rindfleisch, Zunge und Wurstplatten paßt, können Sie auch mit Wildkräutern herstellen.

Spinat

Brennesselspinat mit Spiegelei

1 kg frische Brennesseln
50 g Butter
1 Zwiebel
Salz
Muskat
Pfeffer
3 EL Schlagsahne
4 Eier

Die frisch gezupften Brennesselblätter gut waschen. 2 Minuten in kochendem Salzwasser blanchieren und in einem Sieb gut abtropfen lassen. Die Zwiebel schälen, fein würfeln und in 40 g der Butter goldgelb rösten. Die Brennesseln dazugeben, mit Salz, Pfeffer und Muskat gut würzen. Die Sahne dazugeben und unter gelegentlichem Umrühren bei kleiner Hitze 6-8 Minuten garen. Währenddessen die Spiegeleier zubereiten.

Tip:
Mischen Sie auch den ganz „normalen" Spinat mit Brennnesseln. So verliert er seinen herben Geschmack und löst auch keine Blähungen aus.

Brennesselspinat mit Speck

100 g durchwachsener Räucherspeck
1 Zwiebel
1 EL Butter
1 kg Brennesselblätter
Salz
Muskat
1-2 EL feine Haferflocken

Die Zwiebel in feine Würfel schneiden und in der Butter andünsten. Den ebenfalls gewürfelten Speck dazugeben. Die Brennesseln waschen, gut abtropfen lassen und grob zerkleinern. Unter die Speck-Zwiebelmischung rühren, mit Salz und Muskat würzen und mit etwas Wasser auffüllen. Unter Rühren auf kleiner Flamme etwa 30 Minuten dünsten. Bei Bedarf noch etwas Wasser zugeben. Vor dem Servieren das Gemüse mit den Haferflocken andünsten und nach Geschmack nachwürzen. Dazu passen Salzkartoffeln oder Kartoffelbrei.

Brennessel-Wildkräuter-Spinat mit Banane

1 kg Brennesselblätter, Beinwell (Comfrey), Wegerich, Löwenzahn, Sauerampfer u.ä.
Butter
gehackte Haselnüsse
1 Banane

Die Kräuter waschen, gut abtropfen lassen und kleinschneiden. In Butter portionsweise anbraten. Alles zusammen 10 Minuten dünsten (eventuell etwas Wasser dazugeben). In einer trockenen Pfanne die Haselnüsse anrösten. Die Banane in Scheiben schneiden und unter das Gemüse mischen. Vor dem Servieren die gerösteten Nüsse darüberstreuen.

Überbackener Brennesselspinat mit pochierten Eiern

6 Handvoll Brennesseln
3 Zwiebeln
Butter
½ l Fleisch- oder Gemüsebrühe
Salz und Pfeffer
Muskat
frische Kräuter
pro Person 1 Ei
4 EL Essig

Die Kräuter waschen, gut abtropfen lassen. Die Zwiebeln würfeln und in heißer Butter andünsten. Die Kräuter dazugeben und dünsten, bis sie leicht zusammenfallen. Die Fleischbrühe aufgießen, kurz aufkochen und dann ¼

Stunde ziehen lassen. Pürieren und mit Salz, Pfeffer und Muskatnuß abschmecken.
Den Essig in ½ l zum Kochen bringen, die aufgeschlagenen Eier hineingleiten lassen und wachsweich pochieren.
Den Brennesselspinat in eine Auflaufform geben, die abgetropften Eier daraufsetzen und im vorgeheizten Backofen einige Minuten überbacken. Zum Schluß mit den kleingehackten Kräutern bestreuen.

Auflauf und Quiche

Brennesselpudding

6 Handvoll Brennesselblätter
2 altbackene Brötchen
2 Eier
125 g Reste von Wurst, Schinken oder Braten
1 kleine Zwiebel
1 EL Butter
Pfeffer
Muskat

Die Brennesseln waschen. In leicht gesalzenem Wasser weichkochen, abgießen und durch den Fleischwolf drehen oder pürieren. Die Brötchen einweichen und gut ausdrücken. Die Eier trennen. Fleischreste fein hacken. Die Brennesseln mit den Brötchen, den Eigelben und dem Fleisch gut vermischen. Mit Pfeffer und Muskat würzen. Die Eiweiße zu steifem Schnee schlagen und unterheben. Die Masse in eine gefettete Form geben und im Wasserbad 1 Stunde lang kochen. Die Zwiebel hacken und im Fett anrösten. Vor dem Servieren über den Brennesselpudding streuen. Dazu schmecken Bratkartoffeln oder Kartoffelbrei.

Brennesselauflauf

1 kg Brennesselblätter
1 altbackenes Brötchen
½ Tasse heiße Milch
1 Ei
Muskat
Liebstöckel („Maggikraut")
1 EL Butter
4 EL geriebener Käse (Allgäuer oder Parmesan)

Die Brennesseln waschen, gut abtropfen lassen und in etwas Salzwasser etwa 10 Minuten sachte köcheln lassen, bis die Nesseln zusammenfallen. Abseihen und fein zerhacken. Das Brötchen mit der heißen Milch übergießen und gut zerdrücken. Den Brötchenbrei unter das Brennesselgemüse mischen und das Ei darunterziehen. Mit Muskat und Liebstöckel abschmecken. Eine Auflaufform mit Butter ausstreichen, die Gemüse-Brötchen-Mischung hineingeben und mit dem geriebenen Käse überstreuen. Bei 220 Grad etwa ½ Stunde lang überbacken.
Dazu schmecken Vollkornnudeln, Reis oder Kartoffelbrei.

Brennessel-Quiche

750 g Brennesseln und Beinwell (Comfrey), im Verhältnis 2:1
350 g Schichtkäse oder leicht ausgedrückter Quark
3 EL Öl
70 g geriebener Allgäuer Käse
2-3 EL Schlagsahne
zum Würzen Oregano, Basilikum, Boretsch, Muskatnuß, reichlich Petersilie, Majoran und Kräutersalz

für den Teig:
250 g Weizenfeinschrot
120 g Butterschmalz
9-10 EL mit Wasser vermischte Buttermilch
je ½ TL Koriander, Kümmel, Salbei, Curry und Kräutersalz

Aus Weizenschrot, Butterschmalz, Buttermilch und den Gewürzen einen Mürbeteig herstellen. In Frischhaltefolie einwickeln und für 3 Stunden im Kühlschrank aufbewahren. Inzwischen das Gemüse in wenig Wasser kurz dämpfen, abtropfen lassen, fein hacken.

Das Gemüse mit dem Schichtkäse, dem Öl, dem geriebenen Käse, der Sahne und den Gewürzen gut vermischen und herzhaft abschmecken. Eine Pizzaform (Durchmesser 26 cm) leicht einölen und mit 2/3 der Teigmasse auslegen. Den Teig mit einer Stricknadel oder einem Holzstäbchen mehrfach einstechen. Pergament- oder Backpapier darüberlegen und dieses mit einer dicken Schicht Trockenerbsen oder -bohnen bedecken. Durch dieses – „Blindbacken" genannte – Verfahren geht der Teig nicht so stark auf und kann besser belegt werden. Die Erbsen können zwar nicht mehr zum Kochen verwendet werden, können aber immer wieder als Hilfsmittel beim Blindbacken dienen.

Bei 180 Grad 10-15 Minuten backen. Dann die Erbsen und das Backpapier entfernen und den Boden mit dem Gemüsebelag bestreichen. Den Teigrest dünn ausrollen, in Streifen schneiden und als Gitter über den Gemüsebelag legen. Mit Butter oder Sahne bestreichen. Bei 200 Grad 20–30 Minuten backen.

Grüne Tarte

200 g Weizenmehl
100 g Butter
½ TL Salz
etwas Wasser
8 Handvoll Brennesselblätter
2 Zwiebeln
2 EL Öl
100 g geräucherter Speck
1 Knoblauchzehe
Pfeffer, Salz und Muskat
2 Eier
¼ l saure Sahne
200 g mittelalter Gouda-Käse, geraspelt

Mehl, Butter, Salz und etwas Wasser zu einem geschmeidigen Teig verkneten. In Frischhaltefolie einwickeln und für 2 Stunden in den Kühlschrank legen. Die Brennesseln waschen, gut abtropfen lassen und kleinhacken. Die Zwiebeln würfeln und in Öl glasig dünsten, den in Würfel geschnittenen Speck dazugeben und goldbraun anbraten. Die Brennesseln dazugeben und 10 Minuten dünsten (eventuell etwas Wasser dazugeben). Mit der zerdrückten Knoblauchzehe, Pfeffer, Salz und Muskat abschmecken.
Nun den Teig ausrollen und in eine gefettete Springform verteilen. Bei 200 Grad etwa 10 Minuten backen. Dann die Kräutermasse über den Teig geben. Die Eier mit der sauren Sahne verquirlen und über die Tarte geben. Das Ganze mit dem geraspelten Käse bestreuen. Bei 220 Grad etwa 30 Minuten überbacken.

Brennessel-Pizza

2 Tassen Vollkornmehl
½ Tasse Wasser
½ Tasse Öl
etwas Salz
4 Tassen frische Brennesseln
1 Zwiebel
1 Tasse Champignons
2 Tomaten
1 Tasse geriebener Käse
frische Kräuter
Pfeffer

Das Mehl mit Salz und Öl vermischen, nach und nach das Wasser zufügen und den Teig mindestens 5 Minuten gut durchkneten. An einem kühlen Ort 30 Minuten ruhen lassen. Anschließend den Teig etwa ½ cm dick ausrollen und in eine mit Öl eingefettete Springform legen. Bei 250 Grad 5 Minuten backen. Inzwischen die gewaschenen, gut abgetropften und grob zerhackten Brennesseln mit ganz wenig Wasser aufsetzen, die gehackten Kräuter und die gewürfelten Tomaten dazugeben und

Achtung:
Da mir dieses Rezept von englischen Freunden übermittelt wurde, wurden die Mengenangaben in Tassen beibehalten.

alles 5 Minuten lang bei schwacher Hitze dünsten. Überschüssige Flüssigkeit abgießen.
Die Zwiebel in Ringe schneiden, die Champignons je nach Größe halbieren oder in Scheiben schneiden. Beides in etwas Butter bräunen und mit den gegarten Brennesseln auf dem Pizzaboden verteilen. Eventuell mit Zwiebelringen und Tomatenstückchen garnieren und den geriebenen Käse darüberstreuen. Bei 200 Grad etwa 30 Minuten backen.

Abwandlung:
1 Tasse saure Sahne mit 2 Eiern verquirlen, mit Salz und Pfeffer würzen, über die Pizza gießen. Bei 200 Grad ebenfalls 30 Minuten backen.

Ab-wandlung

Nudeln

Brennesselnudeln

2 Handvoll junge Brennesselblätter
350 g Hartweizenmehl
50 g feiner Grieß
4 Eier
1 ½ EL Sonnenblumenöl
1 ½ TL Salz

Die Brennesseln mit heißem Wasser übergießen, 10 Minuten stehenlassen, abseihen und gut ausdrücken. Mit dem Salz vermischen und pürieren. Mehl und Grieß in eine Schüssel geben, eine Mulde formen und die restlichen Zutaten hineingeben. Nun vom Rand her zu einem geschmeidigen, glatten Teigballen verkneten. Der Teig sollte elastisch und nicht zu feucht sein (eventuell noch etwas Mehl dazugeben). In Frischhaltefolie 2 Stunden im Kühlschrank liegen lassen. Auf einer bemehlten Fläche dünn ausrollen und mit dem Messer in die gewünschte Breite schneiden. In kochendes Salzwasser geben und bißfest garen.

Brennesselnudeln sind eine leckere Beilage zu Lamm, Geflügel und Fisch. Als Hauptgericht passen Nudelsoßen aller Art dazu.

Nudeln

Backlinge und Knödel

Brennessel-Backlinge

2 Tassen Weizenkörner
2–3 EL Vollkornmehl
2–3 EL saure Sahne
1 Handvoll Brennesselblätter
getrocknete oder frische Gartenkräuter (z.B. Salbei, Ysop, Oregano)

Die Weizenkörner am Vorabend mit kaltem Wasser übergießen und über Nacht zugedeckt quellen lassen, abseihen. Mit dem Mehl, der sauren Sahne und den feingehackten Brennesseln vermischen. Mit den Kräutern würzen. Etwas Öl auf die Hände geben und aus dem Teig (dieser darf nicht zu feucht sein!) kleine Küchlein formen und auf ein gefettetes Backblech setzen. Bei 200 Grad etwa ¼ Stunde lang backen. Zu den Backlingen paßt sehr gut der Weißkrautsalat mit Brennesseln.

Grüne Flockenbacklinge

210 g Hafer- oder Weizenflocken
270 ml kohlensäurereiches Mineralwasser
90 g trocken ausgedrückter Quark (naß etwa 140 g)
3–4 EL Öl
30 g Grieß
1 mittelgroße Zwiebel
3 Knoblauchzehen
4 Handvoll Brennesselblätter
1 TL Ingwer
Muskat
2 TL Oregano
2 TL Basilikum
Salz
Sesamkörner

Die Getreideflocken mit dem Mineralwasser übergießen und 2 Stunden weichen lassen, abgießen. Quark, Öl, Grieß, die fein gehackte Zwiebel und den ausgepreßten Knoblauch sowie die gewaschenen, abgetropften und fein gehackten Brennesseln hinzufügen. Alles gut miteinander verkneten und mit den Gewürzen abschmecken. In den mit etwas Öl bestrichenen Handflächen kleine Küchlein formen, diese in den Sesamkörnern wälzen. Mit etwas Butterfett in der Pfanne braten oder im Backofen bei 200 Grad 30 Minuten lang backen.

Tip:
Durch das Mineralwasser wird der Teig besonders locker und luftig.

Brennesselfrikadellen 1

6 Handvoll Brennesselblätter
2 Eier
etwas Milch
feine Haferflocken oder Hackfleisch
Salz und Pfeffer
Paniermehl
Butter

Die Brennesselblätter waschen, gut abtropfen lassen und mit Küchenkrepp trockentupfen. Fein schneiden und in etwas Butter andünsten. Eier, Milch, angequollene Haferflocken (oder wahlweise Hackfleisch) vermischen. Mit Salz und Pfeffer abschmecken. Frikadellen formen und in Paniermehl wälzen. Die Butter in einer Pfanne erhitzen und die Frikadellen von beiden Seiten knusprig braten.

Brennessel-Frikadellen 2

6 Handvoll Brennesselblätter
Salz und Pfeffer
Muskat
1 Ei
etwas Vollkornmehl
Butter

Die Brennesseln in kochendem Wasser 2-3 Minuten lang blanchieren. Dann kühl abspülen, damit sie ihre Farbe behalten. Abtropfen lassen und auf Küchenkrepp gut ausdrücken. Fein hacken und mit dem Ei vermischen. Mit Salz, Pfeffer und Muskat abschmecken. Aus der Brennesselmasse kleine Frikadellen formen und in Mehl wälzen. Die Butter in einer Pfanne erhitzen und die Frikadellen unter mehrmaligem Wenden auf beiden Seiten knusprig braten. Brennessel-Frikadellen sind eine leckere Beilage für Fleischgerichte. Dazu paßt auch gut eine Brennesselsauce.

Fritierte Brennesselblätter

Brennesselspitzen (Blätter und Stiele)
2 EL Mehl
6 EL Bier
etwas Salz
Öl zum Ausbacken

Die Brennesseln waschen und mit Küchenkrepp trockentupfen. Aus Mehl, Bier und Salz einen dickflüssigen Teig herstellen. Die Brennesseln hineintauchen und in heißem Öl knusprig ausbacken.

„Tempura"

In Japan gehören fritierte Brennesselblätter zu der beliebten Vorspeise „Tempura". Dabei handelt es sich um ausgebackene Fisch- und Gemüsestückchen, die in einen Dip aus Weißwein, Sojasauce, geriebenem Rettich, Ingwer und Senf eingetaucht werden.

Brennesselknödel

600 g Brennesselblätter
1 Zwiebel
2 EL Olivenöl
2 Eier
300 g Weizenmehl
100 g geriebener Käse
Knoblauch
etwas Salz und Pfeffer

Die Brennesseln waschen, gut abtropfen lassen und kleinschneiden. Die feingehackte Zwiebel in dem Öl andünsten, die Brennesseln dazugeben und ebenfalls dünsten. Die Eier schaumig rühren. Unter Rühren Mehl, Käse, Gewürze und die Brennesseln dazugeben. (Je nachdem wie saftig die Brennesseln sind, eventuell noch etwas mehr Mehl oder aber etwas Wasser hinzufügen.) Die Masse 10 Minuten ruhen lassen. Dann mit nassen Händen Knödel formen und in kochendem Salzwasser etwa 15 Minuten ziehen lassen. Dazu paßt zerlassene Butter oder eine Brennesselsauce.

Sebastian Kneipp

Über die Brennesselknödel sagte Sebastian Kneipp, sie seien „nicht nur ein bloßes Nähr-, sondern auch ein Gesundheitsmittel."

Kartoffeln mit Brennesseln

Gefüllte Kartoffeln

pro Person 1–2 große Kartoffeln
etwa 4 Handvoll Brennesselblätter
(oder eine Mischung aus Brennesseln, Sauerampfer und Löwenzahn)
1 Zwiebel
1 EL Butter
1 altbackenes Brötchen
1 Ei
2 EL geriebener Käse (Allgäuer, Gouda oder Parmesan)

Die Kartoffeln unter fließendem Wasser mit der Gemüsebürste gut säubern. Halbgar kochen, dann halbieren und mit einem Teelöffel einen Teil des Kartoffelinneren herausnehmen. Dies mit dem in Milch eingeweichten Brötchen, dem Ei, dem geriebenen Käse und mit den gewaschenen und kleingehackten Brennesseln gut vermischen. Die Mischung in die Kartoffeln einfüllen. Eine Auflaufform fetten, die gefüllten Kartoffeln hineingeben und mit Butterflöckchen bestreuen. Etwas Wasser oder Brühe in die Form geben. Bei 200 Grad etwa 30 Minuten im Backofen überbacken. Dazu paßt Brennesselspinat oder Brennesselsauce.

Butter und Käse

Brennesselbutter

1 Stück weiche Butter
etwas abgeriebene Zitronenschale
zarte Brennesselblättchen
etwas Salz
etwas weißer Pfeffer
1-2 Knoblauchzehen

Die Brennesselblättchen waschen, gut abtropfen lassen und fein schneiden. Mit Butter, abgeriebener Zitronenschale und ausgedrückter Knoblauchzehe verrühren. Mit etwas Salz und Pfeffer abschmecken. Auf Pergamentpapier zu einer Rolle formen und im Kühlschrank festwerden lassen.

Tip:
Die Brennesselbutter schmeckt nicht nur auf frischem Brot, sondern auch zu kurzgebratenem Fleisch.

Brennesselkäse

100 g junge Brennesselblätter
1 Knoblauchzehe
500 g Schichtkäse (oder halb Magerquark und halb Frischrahmkäse)
500 g frischer Schafskäse
Salz
1 Prise Weinstein (in der Apotheke erhältlich)

Die Brennesselblätter blanchieren, vorher einige besonders schöne Blättchen beiseitelegen. Abtropfen lassen. Die Hälfte pürieren, die andere Hälfte grob hacken. Die Knoblauchzehe abziehen und hacken, unter die Brennesseln rühren. Beide Käsesorten in einen Kochtopf geben und etwas zerdrücken. Mit Weinstein und einer kleinen Prise Salz verrühren und unter Rühren langsam erwärmen (nicht kochen!). Bei milder Hitze ziehen lassen, bis sich die Molke vom Käse trennt.

Brennesseln und Knoblauch einrühren und die Masse samt Molke auf ein mit einem Leinentuch ausgelegtes Sieb geben. Am besten eignet sich ein nach unten spitz zulaufendes Saucen-Sieb mit größeren Löchern. Das Tuch vorher anfeuchten.

Das Tuch über dem Käse zusammenfalten und mit einem Gewicht (dafür ist beispielsweise ein Stein geeignet) beschweren. Über Nacht ablaufen lassen.

Die Masse leicht durchkneten und nochmals mit Salz abschmecken. Zu einer Kugel formen, die Oberfläche dünn mit Salzwasser abreiben und mit den zurückbehaltenen Brennesselblättern garnieren. Den Käse in ein frisches Mulltuch einschlagen und bis zum Gebrauch kühl und luftig stellen.

Brennesselkäse mit Mandeln

500 g Schichtkäse oder trockener Speisequark
2 Tassen Brennesselblättchen (möglichst klein)
½ TL Salz
1 Prise Zucker
6 EL Schlagsahne
¼ Knoblauchzehe
40 g gehackte Mandeln
½ EL grüner Pfeffer, grob gemahlen
einige Brennesselblättchen zum Garnieren

Den Käse in einem Sieb kurz abtropfen lassen. In 4-6 Portionen teilen. Jede Portion zu einem runden kleinen Käse formen, auf Tellern anrichten. Die Brennesseln waschen, abtropfen lassen, mit Salz, Zucker, Sahne und dem geschälten Knoblauch im Mixer pürieren. Das Püree auf die einzelnen Käseportionen verteilen und glattstreichen. Mit Mandeln und Pfeffer bestreuen. Mit Brennesselblättchen garnieren. Schmeckt köstlich mit frischem Landbrot.

Senf, Gewürze und Essig

Brennesselsenf

4 EL Senfkörner
1 Tasse Wasser
2 EL brauner Zucker
4 EL Weinessig
1 Prise Cayennepfeffer
1 Handvoll frische Brennesseln

Die Senfkörner im Wasser leicht erhitzen und quellen lassen. Das Wasser abgießen und die Senfkörner noch warm mit den übrigen Zutaten und den Brennesselblättchen vermischen. Im Mörser oder mit einem Holzstampfer zu einer groben Paste zerdrücken. Dann unter Rühren bis kurz vor den

Siedepunkt erhitzen und noch heiß in ein Schraubdeckelglas abfüllen. Im Kühlschrank aufbewahren. Der Brennesselsenf eignet sich gut als Saucenzutat.

Brennessel-Essig

Äpfel
500 g frisches Brennesselkraut
¼ l sauer gewordener Wein

Ein 5 l-Gefäß (am besten eignet sich ein Steinguttopf) zur Hälfte mit kleingeschnittenen Äpfeln füllen. Das Brennesselkraut darüberlegen und mit dem Wein übergießen. (Fall Sie keinen Weinrest haben, den Wein in einer offenen Schale sauer werden lassen.) Das Gefäß mit Wasser auffüllen und gut abgedeckt an einem warmen Ort (sonnige Fensterbank, Ofennähe) stehen lassen. Nach etwa 6–8 Wochen ist die Gärung abgeschlossen. Die Äpfel und die Brennesseln gut auspressen und den fertigen Essig durch Kaffeefilterpapier abseihen und in Flaschen abfüllen.

Würze

Obwohl die Brennessel keinen besonders würzigen Geschmack hat, kann man sie wie andere Gewürze, die verdauungsanregend wirken, verwenden. Sie paßt zu Salaten, Suppen und Gemüse. Verwenden Sie entweder frische, kleingeschnittene Brennesselblättchen oder zerreiben Sie getrocknete Brennnesseln und bewahren Sie diese in einem Gewürzglas auf.

Getränke

Brennesselschnaps

2 Handvoll frische Brennesselblätter
1 l Kornschnaps oder Wodka

Tip:
Ein Likörglas Brennesselschnaps nach einer Mahlzeit – vor allem dann, wenn diese reichhaltig war – hilft gegen Magenbeschwerden und Sodbrennen.

Die Brennesselblätter waschen, gut abtropfen lassen und mit dem Alkohol übergießen. In einem gut verschließbaren Glas 4 Wochen lang an einem warmen Ort (sonnige Fensterbank, Ofennähe) ziehen lassen. Durch Kaffeefilterpapier abseihen, dabei die Pflanzenrückstände gut auspressen. Den Brennesselschnaps in eine Flasche abfüllen.

Brennesselsamenwein

100 g Brennesselsamen
2 l weißer Landwein
200 g Bienenhonig

Die Samen im Mörser zerstoßen, mit dem Weißwein übergießen und gut verschlossen 4 Wochen ziehen lassen. Dabei gelegentlich schütteln. Durch Kaffeefilterpapier abseihen und mit dem Honig gut vermischen. (Diesen eventuell im Wasserbad leicht erwärmen, damit er sich besser im Wein lösen kann.) Den Wein in Flaschen abfüllen und kühl aufbewahren. Im Kühlschrank ca. 1 Monat haltbar.

Vitamin E

Da das Öl der Brennesselsamen einen hohen Anteil an Tokopherol (Vitamin E) enthält, gelten die Samen von alters her als wirksames Mittel gegen Alterserscheinungen jeder Art. Trinken Sie täglich 1–2 Likörgläschen von diesem Wein.

Brennesseln im Garten

Sie haben Brennesseln im Garten? Dann schimpfen Sie nicht darüber, sondern freuen Sie sich an der grünen Pracht! Aus diesen vielseitigen Wildpflanzen können Sie nicht nur Mittel für Gesundheit und Schönheit herstellen und Ihren Speisezettel um zahlreiche Köstlichkeiten bereichern – auch der Garten selbst wird Ihnen für die Brennesseln mit üppigen, gesunden Pflanzen danken. Denn, wie sagte mir doch eine alte erfahrene Gartenfreundin? „Die Brennessel macht den Boden vernünftig!"
Brennesseln sind „Weiserpflanzen". Sie zeigen an, daß der Gartenboden besonders humusreich ist – sind also ein Kompliment für jeden Gärtner! Häufig sind sie deshalb auch in der Nähe des Komposthaufens anzutreffen. Außerdem ist die Brennessel ein Hinweis darauf, daß der Boden reichlich mit Stickstoff versorgt ist.

Brennesseljauche

Biogärtner schwören auf die heilsame Wirkung der Brennesseljauche, die als Dünger und als Pflanzenschutzmittel ein ideales Nährmittel für alle Gartenpflanzen ist!

Herstellung

Füllen Sie ein großes Gefäß zur Hälfte mit kleingeschnittenen Brennesselpflanzen und übergießen Sie diese mit Wasser (am besten Regenwasser). Beschweren Sie die Pflanzen mit einem Stein, damit sie gleichmäßig naß werden. Das Wasser sollte etwa eine Handbreit über den geschichteten Kräutern stehen. Wenn Sie ein großes Faß ansetzen, die Pflanzen am besten mit einem Spaten zerkleinern.

Wichtig:
Keine Metallgefäße verwenden! Durch den Gärungsprozeß entstehen in der Jauche Säuren, die das Metall angreifen und unerwünschte chemische Verbindungen mit ihm eingehen.

- Wenn Sie keine Brennesseln im Garten haben und keinen Ort finden, wo Sie diese ernten können, können Sie auch getrocknete Brennesselblätter aus der Apotheke verwenden.
- Eine Beimischung von Schachtelhalm beim Ansatz der Brennesseljauche trägt zusätzlich zur Gesundheit von Boden und Pflanzen bei.

- „Unkräuter" beim Jäten nicht fortwerfen, sondern in den Jaucheeimer geben. Besonders Löwenzahn, Kamille und Wegerich enthalten viele wertvolle Nährstoffe.
- Noch gehaltvoller wird die Brennesseljauche, wenn Sie ihr etwas Hornmehl, flüssigen Kompoststarter (beides in der Gärtnerei erhältlich) oder eine Schaufel reifen Kompost zusetzen.
- Als Behälter zur Herstellung der Brennesseljauche eignen sich Holzfässer, Behälter aus Steingut, Zementbecken oder große Plastikeimer.
- Das Jauchegefäß sollte möglichst in der vollen Sonne stehen, weil Wärme den Gärungsprozeß fördert.
- Die Jauche 2 Wochen stehen lassen und täglich einmal kräftig umrühren.
- Die Brennesseljauche stinkt nicht, wenn Sie ihr eine Handvoll Steinmehl (in der Gärtnerei erhältlich) zusetzen. Die gleiche Wirkung hat Baldrianextrakt (1 ml Extrakt auf 1 l Jauche). Der Extrakt ist im biologischen Gartenhandel erhältlich.
- Die Jauche ist fertig, wenn sie nicht mehr schäumt. Sie ist dann fast schwarz.
- Die Jauche durch ein Gartensieb abseihen (Brennesselreste auf den Kompost geben) und soweit verdünnen, daß eine hellbraune Flüssigkeit entsteht. Das Jauche-Wasser-Verhältnis ist dabei etwa 1:10 bis 1:15.

Wichtig:
Decken Sie das Gefäß mit einem Drahtgitter ab! So können keine Tiere hineinfallen und es ist auch keine Gefahr für spielende Kleinkinder.

Anwendung

- Für 1 Quadratmeter Beetfläche benötigen Sie etwa 1 l verdünnte Brennesseljauche.
- Gießen Sie die Brennesseljauche nie direkt auf die Pflanzen, sondern auf den Boden rund um die Pflanzen. So vermeiden Sie, daß beispielsweise Blumenkohl oder Radieschen nach der Ernte unangenehm nach Jauche schmecken.
- Gießen Sie lieber öfter wenig Jauche auf die Beete, als diese einmal zu überschwemmen.
- Gießen Sie Jauche niemals bei Sonnenschein auf die Beete oder auf den Rasen. Am besten bei bedecktem Himmel oder in den frühen Morgenstunden düngen.

- Der Boden darf vor einer Jauchedüngung nicht zu trocken sein. Deshalb einen Regenguß abwarten oder die Beete vorher sprengen oder gießen.

Tip:
Die Brennesseljauche beugt auch der gefürchteten Tomatenfäule vor!

Was Sie mit Brennesseljauche alles machen können:

- Brennesseln – ob als Pflanze oder als Jauche – animieren die Regenwürmer zu verstärkter Tätigkeit. So wird der Boden gut gelockert und durchlüftet.
- Unverdünnt kann die Brennesseljauche als wirksames Mittel gegen Schädlinge verwendet werden.

Läuse

Brennesseljauche wirkt vor allem gegen Läuse. Auch Schnecken werden dadurch abgewehrt.

- Wenn Sie Jungpflanzen umsetzen, überwinden diese den „Schock" schneller, wenn sie mit stark verdünnter Brennesseljauche (1:10) gegossen werden. Dies gilt vor allem für empfindliche Pflanzen wie beispielsweise Tomaten.
- Auch Erdbeeren sollten gleich beim Einpflanzen mit Brennesseljauche gedüngt werden. Diese soweit verdünnen, daß sie ungefähr die Farbe eines schwachen Schwarztees hat (also etwa 1:15). Diese Maßnahme ist gleichzeitig ein Schutz gegen den Grauschimmel.
- Beerensträucher sollten im Frühjahr und im Herbst zusätzlich zu Mist oder Kompost auch mit Brennesseljauche gedüngt werden.
- Viel Düngernahrung brauchen die „Starkzehrer" Kartoffeln, Porree, alle Kohlarten, Sellerie, Tomaten, Rhabarber, Gurken und Kürbis. Diese Pflanzen sollten deshalb während der Vegetationsperiode mehrmals mit Brennesseljauche gedüngt werden. Porree kann leicht faulen, wenn er direkt mit Brennesseljauche in Berührung kommt. Sollte dies doch einmal passieren, den Lauch mit klarem Wasser abbrausen.

Kartoffelkäfer

Wenn Sie Ihre Kartoffeln mit Brennesseljauche düngen, ist dies gleichzeitig ein vorbeugender Schutz gegen den Befall mit Kartoffelkäfern.

- Einjährige Blumen sollten möglichst sparsam gedüngt werden, sonst setzen sie mehr Blätter als Blüten an. Eine Düngung mit Brennesseljauche und eventuell etwas Guano Ende Mai oder Anfang Juni versorgt die Pflanzen mit allen notwendigen Nährstoffen.
- Rosen werden zweimal jährlich mit Brennesseljauche und etwas Guano gedüngt, und zwar Anfang März und Ende Juni.
- Im Herbst können Sie Brennesseljauche unverdünnt auf den offenen Boden geben. So kann sie gewissermaßen eine Langzeitwirkung entfalten.

Brennesselbrühe

Nährstoffe

Brennesselbrühe hat ähnliche Vorteile wie die Jauche. Und: Sie stinkt nicht! Allerdings ist die Düngung mit Jauche wesentlich wirkungsvoller, da sie mehr Nährstoffe enthält.

Herstellung

Die Brennesseln 24 Stunden lang in kaltem Wasser einweichen. Anschließend ½ Stunde auf kleiner Flamme leicht köcheln lassen. Abkühlen lassen und abseihen.

Verwenden Sie zur Herstellung der Brühe emaillierte Gefäße - sowohl beim Einweichen als auch beim Kochen. Metallgefäße würden ähnlich unerwünschte Reaktionen hervorrufen wie bei Jauche.

Anwendung

Die Brühe dürfen Sie auch auf die oberirdischen Pflanzenteile spritzen oder gießen. Sie dient hier gleichzeitig als Schädlingsbekämpfungsmittel.

Weiße Fliege

Bei einem Befall mit der Weißen Fliege ist eine Spritzung mit Brennesselbrühe ein wirksames Mittel. Meistens sitzen ganze Scharen dieser winzigen Insekten auf den Unterseiten der Blätter – hauptsächlich in Frühbeeten und Gewächshäusern. Die Brennesselbrühe wird unverdünnt gespritzt.

Wie die Brennessel sonst noch im Garten hilft

- Brennesselmulch ernährt die Beete und natürlich die darauf wachsenden Pflanzen! Die Brennesseln vor dem Ausstreuen häckseln oder als ganze Pflanze auf die Beete legen.
- Die Baumscheiben von Obstbäumen während des ganzen Jahres mit einer Schicht kleingeschnittener Brennesseln bedecken – so bleibt die Erde um die Wurzeln herum feucht und durch die durch Regen oder Gießwasser ausgeschwemmten Inhaltsstoffe wird der Baum außerdem ernährt und gekräftigt.
- Auch der Rasen profitiert von einer Düngung mit Brennesseljauche. Am besten düngen Sie ihn im Mai, im Juni oder Juli und im Herbst.
- Feuchten Sie jede neue Schicht Ihres Komposthaufens mit Brennesseljauche an.
- Wenn Sie im Herbst ein Frühbeet anlegen, sollten Sie Stroh als Unterlage wählen. Die Grube 60 cm tief ausheben und mit Stroh füllen. Gut festtreten, so daß eine 40 cm dicke Strohschicht entsteht. Das Stroh bis Februar offen liegen lassen, dann mit Brennesseljauche übergießen. Dann kommt eine 20 cm dicke Erdschicht darüber.
- Wenn Sie Zeitungspapier und Pappe kompostieren wollen, sollten Sie diese zunächst in Brennesseljauche einweichen, bevor Sie sie dem Kompost zusetzen. So zersetzt sich das Material leichter und der Kompost wird gehaltreicher.
- Sie können Brennesseln (allerdings am besten vor der Blüte) auch direkt auf den Komposthaufen geben.

Brennesseln in der Pflanzengemeinschaft

Manche Pflanzen beeinträchtigen das Wachstum anderer Pflanzen – andere wiederum begünstigen es. Oft helfen Pflanzen im Garten dadurch, daß sie Schädlinge fernhalten. Auch in dieser Hinsicht leistet die Brennessel einen wertvollen Beitrag zur Gesundheit Ihrer Gartenpflanzen!
Brennesseln wirken nicht nur gesundend auf den Boden und auf die Pflanzen – sie verleihen ihnen auch mehr Würze. So gewinnen Heil- und Würzkräuter einen höheren Gehalt an ätherischen Ölen, wenn sie unmittelbar neben Brennesseln wachsen.

Auch Beerensträucher gedeihen besonders gut in der Nähe von Brennesseln, denn diese versorgen den Boden mit Stickstoff, Silikat, Eisen, Phosphat und anderen wertvollen Stoffen. Wenn Sie ein neues Beet für Beerensträucher anlegen wollen, ist ein altes Brennesselbeet oder -feld dafür am besten geeignet. Obstbäume gedeihen nicht besonders gut, wenn ihre Baumscheibe mit Gras bedeckt ist. Aber sie lieben es, wenn Brennesseln um sie herum wachsen und danken diese „Aufmerksamkeit“ des Gärtners mit größerem, schmackhafterem Ertrag und einer größeren Widerstandsfähigkeit gegen Schädlinge.

Wenn es Ihr Schönheitsempfinden nicht stört, sollten Sie auch die eine oder andere Brennesselpflanze in Ihrem Rosenbeet dulden: Sie verhütet den Befall mit Blattläusen.

Brennesseln für Ihre Topfpflanzen

Gießen Sie Ihre Topfpflanzen monatlich einmal mit einem starken Brennnesseltee. So werden sie kräftiger und Schädlinge werden ferngehalten.

So bauen Sie Brennesseln an

Wer keine Brennesseln im Garten hat, sollte sie unbedingt anbauen! Sie sind gut für die Gesundheit und Schönheit, schmecken lecker und sind wertvolle Helfer im Garten. Brennesselsamen erhalten Sie in der Gärtnerei.

- Vor dem Aussäen die Samen 1–2 Tage in Regen- oder Bachwasser einweichen. Sie gehen dann besser auf.
- Brennesseln haben die Tendenz, sich auszubreiten. Wollen Sie ihren Aufenthaltsort begrenzen, so heben Sie eine Grube für das Brennesselbeet aus, die Sie mit dichter, fester Folie auskleiden, bevor Sie die Erde wieder einfüllen.
- Brennesseln gedeihen überall, aber sie bevorzugen humosen Boden. Am besten geben Sie ihnen einen Platz am Zaun oder in einem Gartenwinkel. Aber auch unter Obstbäumen oder Beerensträuchern gedeihen sie sehr gut und entfalten außerdem noch ihre schützende Wirkung.

Tip:
Brennesseln eignen sich auch als Insektenschutz gegen Mücken und Fliegen in der Wohnung. Hängen Sie Brennnesselbündel an die Fenster und unter die Decke.

Brennesseln – Ein Paradies für Schmetterlinge

Vielen unserer Schmetterlinge dient die Brennessel als Futterpflanze. Überlassen Sie der Nessel deshalb auch aus diesem Grund ein Eckchen Ihres Gartens! Die Raupen vieler Schmetterlinge, die sich von Brennesselblättern ernähren, werden es Ihnen später mit ihrer Schönheit und Farbenpracht danken und gerne als Gäste bei Ihnen bleiben. Dazu gehören beispielsweise Admiral, Tagpfauenauge, Kleiner Fuchs, Weißes C, Landkärtchen, Schönbär, Gelber und Punktierter Fleckleibbär und verschiedene Goldeulenarten. Insgesamt leben rund 70 Insekten von der Brennessel! Die meisten werden allerdings vor ihrer Entwicklung zum Falter von den Vögeln gefressen, aber der kleine Teil, der diese Gefahren heil übersteht, erfreut uns um so mehr.

Die Schmetterlingsraupen kümmern sich übrigens wenig um die Brennhaare der Nesseln, denn sie tragen ihrerseits lange, borstige Körperanhänge. Wenn sie auf den Blättern umherkriechen, werden die Brennhaare damit einfach beiseite gepflügt. Außerdem können die ätzenden Wirkstoffe der Brennessel den Raupen ohnehin nichts anhaben – bei niederen Tieren sind sie nämlich unwirksam.

Tagpfauenauge

„Es gibt kein Unkraut, höchstens Wildkraut. Zum Beispiel genießen die Brennesseln meinen Schutz, seit ich weiß, daß sie Nahrungspflanze des Tagpfauenauges sind, einem der schönsten Schmetterlinge."

(Prof. Konrad Lorenz, Verhaltensforscher und Nobelpreisträger, 1903–1989)

Brennesseln für Ihre Tiere

Während frische Brennesseln ein gesundes und beliebtes Futter für Geflügel sind, profitieren Weidetiere eher von den getrockneten Blättern, weil diese einen hohen Eiweißgehalt haben – schätzungsweise 24% Trockenmasse! In den skandinavischen Ländern wurde die Brennessel deshalb auch als Viehfutter angebaut, vor allem weil sie bereits einen Monat vor der Luzerne geerntet werden konnte.

Pferde

Frische Brennesseln

Pferde fressen im Gegensatz zu Kühen recht gerne frische Brennesseln. Offensichtlich sind bei ihnen die Schleimhäute, die die Mundhöhle auskleiden, so derb und dick, daß die Nesseln wirkungslos bleiben. Das gilt übrigens auch für Esel und Ziegen.

Pferde, die unter Haut- und Fellparasiten leiden, sollten regelmäßig mit starkem Brennesseltee abgerieben werden. Das lindert die Beschwerden. Manche Parasiten werden dadurch ganz vertrieben.
Gelegentlich etwas Brennesselsamen unter das Pferdefutter mischen. Das macht die Pferde kräftig und widerstandsfähig und gibt ihnen ein glänzendes Fell. Dieses Rezept wendeten schon die Pferdehändler vergangener Jahrhunderte mit Erfolg an.

Kühe

Weidevieh meidet frische Brennesseln. Nach dem Mähen, wenn die Brennhaare ihre Kraft verloren haben, kann man die Nesseln als wertvolles Zusatzfutter unter das Rauhfutter mischen. Kühe, die regelmäßig ein Zufutter von Brennesseln bekommen, geben mehr Milch.

Schafe

Schafe sollten während des Winters täglich ein Büschel getrocknete Brennesseln ins Futter erhalten. Dies gilt besonders für Milchschafe.

Geflügel

Zerhackte Brennesseln im Küken- und Hühnerfutter wehren Parasitenkrankheiten ab und steigern die Eierproduktion. Die Dotterfarbe wird kräftiger, weil Brennesseln reich an Carotinoiden sind. Noch wirksamer sind Brennesselsamen. Diese sollten vor allem im Winter alle paar Tage dem Körnerfutter zugemischt werden.

Ungeziefer

Ungezieferbefall im Geflügelstall kann vermieden werden, wenn die Ställe mit getrockneten Brennesseln und Farnkraut eingestreut werden.

Englische Geflügelzüchter, die für ihre Erfolge weltberühmt sind, füttern ihre Tiere während des Winters mit reichlich getrockneten Brennesseln. Dazu wird das Kraut mit heißem Wasser kurz überbrüht und mit Getreideschrot zu einem verdaulichen Brei vermischt.
Entenküken gedeihen besonders gut, wenn man sie nach diesem Rezept füttert: Weizenmehl, Gerstenmehl, Haferflocken und zerhackte Brennesseln zu gleichen Teilen mischen und mit Sauermilch zu einem dicken Brei rühren.
Gänseküken werden bis zur 2. Woche mit feingehackten Brennesseln und gehackten hartgekochten Eiern gefüttert. Ab der 3. Woche erhalten sie Gerstenschrot, Weizenkleie und gehackte Brennesseln, ebenfalls zu gleichen Teilen gemischt. Das Gänsefutter nicht anfeuchten!

Hunde

Der französische Naturheilkundige Maurice Mességué schreibt in seinem Buch "Die Natur hat immer recht": „Für sie gehe ich (...) ins Dickicht, um ein Büschel Brennesseln zu pflücken. Nebenbei nehme ich noch ein Sträußchen Schöllkraut und im Gemüsegarten einen schönen Kohlkopf mit. Nachdem ich das alles fein gehackt habe, lasse ich es zwei oder drei Tage in Regenwasser auslaugen. (...) Mit dieser Mazeration reibe ich dann meine Hunde ein, versuche damit ihre Schmerzen zu lindern."
Mischen Sie gelegentlich getrocknetes, pulverisiertes Brennesselkraut unter das Hundefutter. Dieses gibt den Hunden nicht nur ein glänzendes Fell, sondern beugt auch rheumatischen Erkrankungen vor.

Literaturhinweise

Bergen, Ilona und Witko, Manou: Das Heilpflanzen-Horoskop. Wahlsburg 1986

Duke, Dr. James A: Die grüne Apotheke. o.O. 1997

Faber, Stephanie: Kräuter-Kosmetik. München 1979

Fischer, Claudia: Gartenschlauch und Regenwurm. München 1983

Fischer, Susanne: Medizin der Erde. München 1984

Haerkötter, Gerd und Marlene: Rund um die Brennessel. Frankfurt/M. 1987

Hosslin, Lilo: Kochen mit Blumen. Zürich 1987

Mességué, Maurice: Die Natur hat immer recht. Wien 1973

Reuss, Peter: Kochen mit Wildpflanzen. München 1979

Rütting, Barbara: Mein neues Kochbuch. München 1984

Saller, Dr. Reinhard, Reichling, Dr. Jürgen, Hellenbrecht, Dr. Dieter: Phytotherapie. Heidelberg 1995

außerdem:

Demeter-Blätter. Stuttgart Herbst 1982 und Frühjahr 1987

Produkthinweise

Brecht GmbH

Eggenstein (Karlsruhe)

Brennesselkraut, gemahlen (zum Würzen von Suppen, Salaten, Gemüse usw.)

Cenovis

Brennesselsuppe

Dr. Dünner

Brennesseltabletten

Alfred Galke GmbH

Am Bahnhof 1-5, 37534 Gittelde, Postfach 1120

Tel:05327 - 86810, Fax:05327-5420

Brennesselblätter (geschnitten oder gemahlen), Brennesselkraut, Brennesselsamen, Brennesselwurzel

Panda Versand

76273 Ettlingen

Brennessel-Trunk (Nahrungsmittel-Ergänzung bei Müdigkeit, Erschöpfung und Erkältungskrankheiten, außerdem wirksam bei brüchigen Nägeln und Haarproblemen)

Salus

Brennessel-Teebeutel

Schoenenberger

Brennesseltee

Brennesselfrischpflanzensaft

Zonnatura

Brennessel-Gemüsesuppe